KB044936

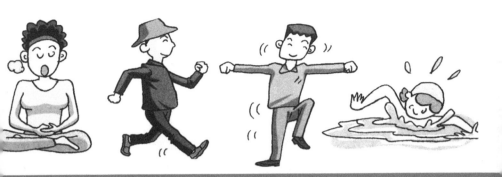

나홀로

당뇨병

예방과 치료 길라잡이

편저 대한건강증진치료연구회

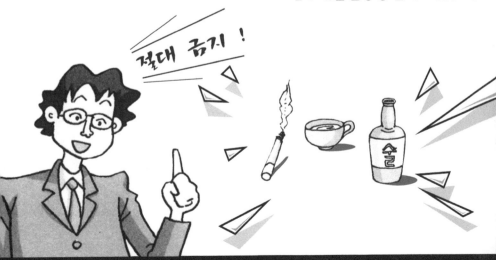

절대 금지 !

📖 법문 북스

이책을 읽기 전에

대한당뇨병학회에서 조사한 우리나라의 당뇨병 환자는 400만 명이 넘어서고 있고 해마다 50만 명씩 늘어나고 있습니다. 이런 증가 추세로 간다면 10년 후에는 당뇨병 환자가 1,000만 명이 당뇨병 환자가 될 수 있습니다. 우리나라의 당뇨환자 중의 사망률은 OECD국가 중 최고라는 연구 결과도 있습니다.

선진국에서만 해당되는 병인 줄 알았던 당뇨병이 우리나라 질병 부담률이 1위입니다. 당뇨병과 성인병이 날로 증가하는 것은 동물성 단백질 과잉 섭취의 내적 요인과 운동 부족, 스트레스, 만성 피로 등의 자극적 요인이 작용하기 때문입니다.

당뇨병의 경우, 인슐린, 혈당 강하제 등 약만으로는 병을 다스리는 것은 임시방편 책이고 병을 알고 생활습관을 바꾸는 것이 부작용 없는 근본적인 해결책 일 것입니다.

당뇨병은 조기에 발견해서 자신에게 맞는 치료법만 잘 지킨다면 그리 무서운 병은 아닙니다.

이 책은 당뇨병으로 고생하시는 이들을 위해서 당뇨병의 증세와 합병증 그리고 치료방법 등을 서술해 놓았습니다. 많은 분들이 당뇨병이 예방과 치료에 많은 도움이 되었으면 하는 바램입니다.

당뇨병의 필수영양과 식단조절

당뇨병의 식이요법의 중요성과 방법

당뇨병의 증상과 진단

인류 최악의 적 당뇨병을 바로 알자

1) 현대인과 당뇨병의 발생

오늘 날 현대인은 서구화 된 식생활 습관과 운동부족으로 수많은 질병에 노출되어 있다. 이로 인하여 고혈압, 심장병, 암, 당뇨병 등 성인병이 크게 증가하고 있는 추세다. 특히 당뇨병을 살펴보면 과거 일제치하나 6, 25 전후와 같은 어려운 시기보다 현대에 이르러 급격히 증가함을 알 수 있다. 생활이 윤택해짐에 따라 노동 부족과 운동 부족, 또 영양 공급에 있어서의 불균형 등이 그 원인으로 작용한 것이다.

우리나라만 보더라도 부유층이 하류층보다는 많이 생기는 것으로 생각하여 얼마 전까지 당뇨병은 선진국에서 많이 생긴다고 하였으나 그것은 이제 옛말이 되었다. 당뇨병 환자의 상세하고 정확한 통계 숫자는 나와 있지 않지만 점점 그 수가 늘어나는 경향을 보이고 있는데 각 나라마다 약간의 차이는 있겠으나 대개 국민 전체 인구의 2% 정도로 추산된다.

서양의 경우는 남성보다 여성의 수치가 조금 더 높은 편이다. 한편 아직 우리나라는 정확한 자료는 없으나 보건복지부에서 발표한 것에 의하면 여성보다는 남성의 수치가 조금 높은 것으로 보고 있다. 더구나 오늘날에는 어린이에게도 발병하여 어떤 연령층을 정하는 것이 어렵게 되었지만 그래도 아직까지는 어린이보다 장년층이 압도적으로 많다. 이 역시 급속도로 발전된 사회 상황과 더불어 경제

사정, 문화생활 등이 그만큼 윤택해 졌기 때문이다.

이처럼 현대 생활에 깊숙이 도사리고 있는 당뇨병! 그렇다면 이 당뇨병이란 무엇일까.

당뇨병은 라틴어의 '다이아베터스 멜리터스'에서 유래된 말로 높은 곳에서 낮은 곳으로 흘러내리는 물의 관이란 뜻을 가진다. 높은 곳에서 낮은 곳으로 흐르는 물 즉, 다수라는 속성을 가지고 있으므로 이것은 다뇨라고도 할 수 있다. 사람을 점점 마르게 하는 다뇨, 이것은 요독증과 비슷한 '요붕증'을 일컫는 희귀한 질병이다. 당뇨는 현대에 이르러 더욱 문제시 되고 있으며 이에 대한 이해와 예방이 필요하다.

2) 당뇨병의 일반적 현상

(1) 요당

혈액 중의 포도당은 신장의 사구체에서 일단 걸러지고 세뇨관에서 다시 흡수되어 진다. 정상인 사람의 경우에서는 극히 적은 양(하루 0.5g 이하)이 재 흡수되고 나머지는 소변으로 배설된다. 만약 혈액 중의 포도당의 양이 보통 100mg~180mg 전후로 재흡수의 한계 수치가 정상을 넘어설 때는 소변 중에 포도당이 새어 나오게 된다. 드문 경우이지만 사람에 따라서는 이 한계 수치가 낮은 탓에 혈당은 높지 않더라도 당뇨를 보이 신성당뇨와 같은 케이스가 있다. 이와는 반대로 혈당은 높은 데도 당뇨가 나타나지 않는 경우도 있다. 따라서 요당이 나오는 경우에는 반드시 혈당을 검사하지 않으면 당뇨병의 여부를 진단할 수가 없다.

(2) 고혈당증

당뇨병의 현상 중에서 당뇨와 더불어 또 다른 현상이 혈액 속에서 포도당이 증가되는 것인데 이를 고혈당증이라 한다.

혈액 속에 포함하고 있는 포도당은 공복 때에는 0.1%로 100ng/dl 정도 존재하고 있다. 평상시 간장에 비축되어진 글리코겐은 끊임없이 포도당으로 분해되면서 피를 통해 전신의 조직에 보내어 진다. 전신 조직, 특히 근육 세포는 이 포도당을 이용해 에너지를 발생시키게 된다. 이렇게 볼 때 간장은 포도당을 공급하는 장소이고 근육은 이것을 소비하는 장소라고 할 수 있다.

정상적인 사람들의 경우 포도당의 공급과 소비 균형이 잘 잡혀져 있어서 혈당은 항상 0.1%의 농도를 유지하게끔 되어 있다. 방금 식사를 한 경우 혈당은 일시적 현상으로 약간 상승 하더라도 2시간이 지나게 되면 원상태로 돌아간다. 이에 비하여 당뇨병 환자는 공복 때 이미 혈당이 높았다든가, 아니면 공복 때는 혈당이 정상이다가도 공복 후에 혈당치가 보통 사람보다 현저하게 높아지면서 원상태로 돌아가지 않는 것이 특징이다.

(3) 저혈당증

혈액 속의 포도당, 즉 혈당은 공복 시에는 항상 100cc당 100mg 내외의 농도를 유지하고 있다. 그러나 이것이 100cc당 60mg 보다 낮아지게 되면 여러 가지 신경 증세와 정신 증세가 일어나게 되는 데 이를 저혈당증이라 한다.

저혈당증이 병으로서 문제가 되는 것은 체내에 어떤 원인의 영향으로 자신도 모르는 사이에 혈당이 낮아져서 여러 가지 증세가 나타나는 경우이다. 이러한 저혈당증을 통틀어서 '특발성 저혈당증' 이라고 한다. 특히 췌장의 랑게르한스섬에 종양이 생겨 인슐린의 생산 과잉이 일어나는 췌도 세포의 선종을 의미한다.

당뇨의 발병 원인

당뇨병의 발병 원인은 유전적 요인과 환경적 요인에 의하여 발병될 수 있다. 일반적으로 유전적 체질을 갖고 있는 사람이 살아가는 동안 여러 가지의 환경적 요인이 더해지며 쉽게 발생한다고 할 수 있다. 물론 유전적 체질을 갖고 있지 않더라도 나쁜 환경에서 오랫동안 지속적으로 생활하게 되면 당뇨병이 발생될 수 있다. 이러한 환경적 요인은 비만, 노화, 임신, 감염, 수술, 스트레스, 약물 남용, 내분비 이상, 음식 문화 등을 들 수 있다.

유전적 요인으로는 부모 모두 당뇨병 환자인 경우 자녀의 약 50%정도에서 당뇨병이 발생될 수 있다. 부모 중 한쪽만 당뇨병일 경우에는 자녀의 약 30%, 부모 모두 당뇨병 환자가 아닌 경우 자녀의 당뇨병 발병률은 2%정도이다. 그러나 이러한 유전적인 요인을 가지고 있다 해도 좋은 환경을 유지하면 당뇨병이 발병되지 않을 수도 있다.

1) 유전요인

당뇨병의 가족력이 있는 사람은 가족력이 없는 사람보다 당뇨병 발병 확률이 높다. 아버지, 어머니, 형제 중 한 명이 제 2형 당뇨병일 경우 위험률은 5%, 부모 모두 당뇨병일 경 우 50%이상이다. 제 1형은 유전과는 별다른 관련이 없는 것으로 알려져 있다.

2) 감염 – 바이러스성 감염

3) 환경요인
① 과식과 식생활의 서구화, 기계화 도시화로 인한 운동 부족
② 40세 이후 체내세포의 노화 → 글루코즈 대사율 감소 → 혈당 높아짐
③ 어떤 바이러스는 감수성이 있는 사람에게서 베타 세포 파괴
④ 면역체계의 이상
⑤ 호르몬이상(인슐린, 글루카곤, 부신피질자극 호르몬, corticosteroid, epinephrine, 갑상선 호르몬, 성장 호르몬)
⑥ 다른 질환에 대하여 처방된 약제가 당뇨병을 유발 요인(이뇨제, 갑상선 호르몬 제제, 스테로이드 제제, 기타 페니토인 등)
⑦ 스트레스를 받는 동안에 체내에서 만들어진 호르몬, 즉 스테로이드는 인슐린 작용을 저해
⑧ 임신 기간 동안 정상적으로 많이 생산되어 분비되는 호르몬들은 인슐린 작용을 방해
⑨ 사고나 상처에 의한 췌장 파괴
⑩ 폐렴, 췌장염, 심근경색 등으로 인한 호르몬 분비과다와 감염 저항성 저하

당뇨병의 진단 및 검사하는 방법

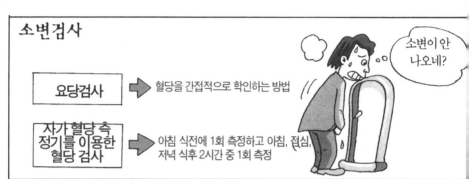

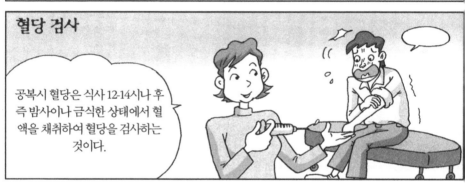

　　당뇨병에 대한 검사는 일반적으로 혈당과 요당 수치에 따른 방법이 있다. 혈액속의 포도당의 농도를 통하여 검사하게 되는 혈당 검사는 그 수치에 따라서 당뇨병 발병의 유무가 파악된다. 일반적으로 혈액 중의 당 농도는 식사를 하고 난 후 몇 시간 동안 100ml 당 약 80~90mg을 유지한다. 당질을 많이 섭취했을 경우에는 일시적으로 한 시간 뒤 약 150mg까지 상승되기도 하지만, 2~3시간 뒤에는 원래 상태로 되돌아간다. 이는 음식을 한동안 먹지 않더라도 70~80mg으로 일정하게 유지된다.

　　당뇨병의 유무와는 관계없이 요당 및 혈당 검사에서 다량의 당분이 발견될 수도 있으며, 또 검사 시간에 따라 요당 및 혈당 수치가 변하기도 한다. 그러므로 단 한 번의 검사만으로 당뇨병이라고 확단할 수는 없

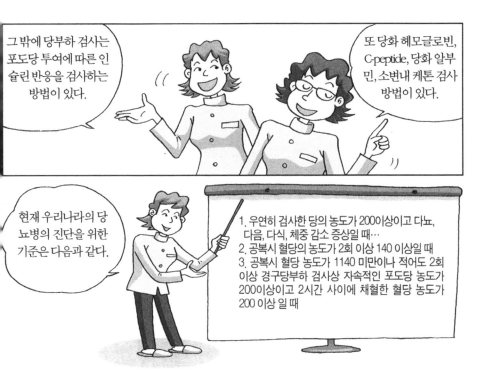

다. 또 고혈압에 사용되는 다이아자이드(thiazide) 계통의 강력한 혈압
강하제나 신경통 계통에 흔히 사용되는 부신피질호르몬제로, 즉 스테
로이드(steroid)제의 약품을 계속 내복하고 있는 사람의 경우는 반드시
요당 검사를 받아 보아야만 한다. 요당 검사는 가능한 한 식후 2시간 내
에 검사하는 것이 좋으며 만약 요당을 검사했으면 혈당도 검사를 해서
상응하는지를 비교해야 한다. 요당 및 혈당 검사는 각기 따로 볼 것이
아니라 두 가지 검사 결과를 서로 비교, 종합해야만 한다. 다시 말해 상
호 보완적인 검사가 필요하다. 그러므로 검사를 여러 번 반복하여 전문
의에 의하여 정확한 진단을 받도록 한다.

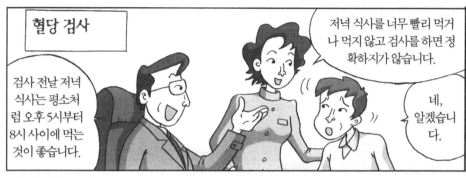

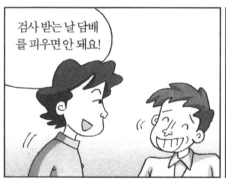

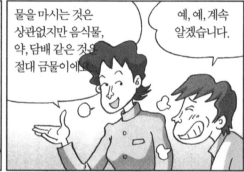

1) 당뇨병 혈당 검사

(1) 음식섭취와 검사시간

당뇨병은 요당 외에 혈당 검사 중 포도당 부하 시험과 더불어 진단된다. 혈당 검사와 병행해야 하는 것은 신성 당뇨나 위장 수술 후에 나타나는 식후 고혈당증과 구별하기 위한 것이다. 당뇨가 아니면서도 요당이 나올 수가 있고 오히려 혈당이 낮으면서도 나올 수가 있으므로 반드시 혈당을 검사하여 당뇨병에서 꼭 나타나는 고혈당증인 것을 발견해야 당뇨병이라고 진단할 수 있다.

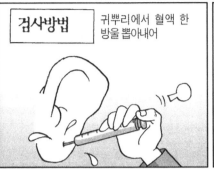

검사방법

귀뿌리에서 혈액 한 방울 뽑아내어

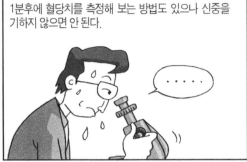

1분후에 혈당치를 측정해 보는 방법도 있으나 신중을 기하지 않으면 안 된다.

· · · · ·

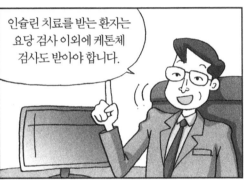

인슐린 치료를 받는 환자는 요당 검사 이외에 케톤체 검사도 받아야 합니다.

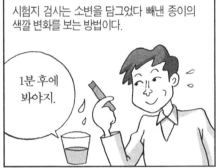

시험지 검사는 소변을 담그었다 빼낸 종이의 색깔 변화를 보는 방법이다.

1분 후에 봐야지.

이 혈당 검사는 이른 아침 공복 일정량의 당질을 취하게 한 뒤 일정한 간격의 시간을 두고 혈액을 뽑아 혈당값을 측정하는 당부하 시험을 행해야 한다. 검사를 받기 3일 전까지는 식사를 정상적으로 해야한다. 단식 상태에서 갑자기 반응 시험을 하면 정상인에게도 당뇨병과 같은 혈당치가 나온다. 그리고 검사 전날 저녁 식사는 평소처럼 오후 5시부터 8시 사이에 먹는 것이 바람직하다. 저녁 식사를 너무빨리 먹었다든가 아니면 먹지 않고 검사를 하면 정확할 수 없다.

검사 받는 날 물을 마시는 것은 상관없으나 음식물, 약, 담배 같은 것은 절대 금해야 한다. 먼저 채혈과 채뇨를 하고 난 후에 포도당과 시험식을 취한다. 포도당 반응 시험이나 시험식 반응 시험은 발전되어진 검사 방법을 이용한다. 섭취 시간은 포도당이 5분, 식사가 15분 이내가 좋다. 마시거나 먹은 후의 시간을 측정하여 30분마다 채혈, 채뇨를 한다. 3시간이 될 때까지 30분 간격으로 측정한 후 안정을 취하고, 활동해서는 안 되며, 담배를 비롯하여 간식이나 식사는 하지 말아야 한다.

(2) 자가 혈당측정기를 이용한 혈당검사

요당 검사는 불필요하며 아침 식전에 1회 측정하고, 아침, 점심, 저녁 식후 2시간 중 1회 측정한다. 1~2개월에 한번은 주치의를 방문하여 검사하도록 하며 적어도 일주일에 3일 이상 측정한다. 이때 저혈당 증세가 있다면 반드시 시행해야 하며 검사 결과를 기록하여 혈당의 변화를 관찰해야 한다.

2) 당뇨병 요당검사

(1)공복상태와 검사 시기

소변에 포도당이 보인다고 해서 특별히 냄새가 난다든가, 색깔이 이상한 것은 아니다. 소변을 받은 뒤에 탁하다거나 깨끗하다 하여 그것만으로 판단해서도 안 된다.

이와는 상관없이 당뇨 검사를 해야 한다. 이 검사에 있어서 무엇보다 중요한 것은 검사 시간이다. 먼저 당뇨병의 유무를 판단하기 위하여 검사를 받으려면 식사를 충분히 하든가 아니면 단것을 먹은 후 1~2시간 뒤에 소변 검사를 한다. 이것은 경중의 당뇨병일 때 식전에 소변에서 당분이 나오지 않고 식후에 나오는 경우가 가끔 있기 때문이다. 무자각의 당뇨병, 즉 조기발견이 어려운 당뇨병에서는 이와 같은 일이 많다. 만약 공복 상태에서 검사를 받으면 상당기간 의사는 당뇨를 발견할 수 없다. 실제로 입원환자 중에 항상 아침 식전에 (공복에) 소변 검사를 하여 당뇨병이 전혀 나타나지 않다가 어느 날 우연히 식후에 검사하여 당뇨병이 발견된 사례가 있다.

최근에는 병원에서 1일 '독크' 라고 하여 아침 공복 중에 검사하고 있어서 다른 진단을 하기가 일쑤인데 이럴 때는 정확한 당뇨를 발견해내기가 어렵다.

소변의 체취 시간도 목적에 따라 다르므로 언제 소변을 검사해야 하는지 일정한 시간을 확실하게 의사와 상의해야 한다. 시간을 정확

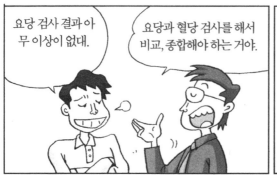
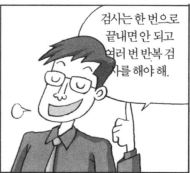
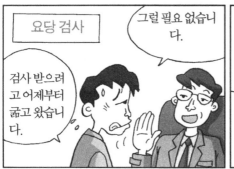
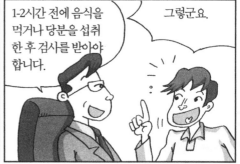

하게 지키지 않으면 잘못된 진단 결과를 얻을 수 있다.

소변에서 당이 나올 때 자신만의 생각으로, 이것은 과식에서 오는 것이라고 생각하다가 공복에 검사를 해서 당이 나오지 않자 당뇨병이 아니라고 판단하는 것은 위험한 일이다. 이것은 당뇨병 여부를 검사하는 일이긴 하나 제시간을 놓치는 결과에서 잘못된 진단이므로 의사의 지시에 따라 정확한 검사를 받도록 한다. 기억해 두어야 할 것은 진단 시에는 반드시 1~2시간 전에 음식을 먹거나 당분을 섭취한 후 검사를 받아야 한다. 중요한 것은 공복 상태에서 검사하는 것은 정확하지 않다.

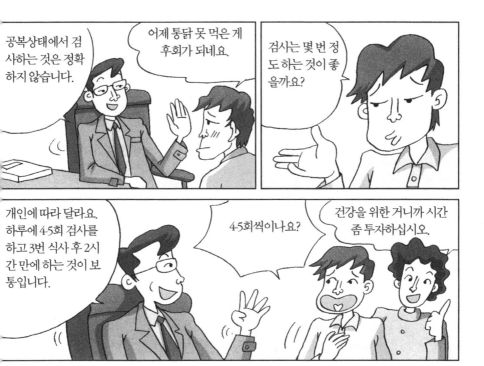

(2) 개인차에 따른 검사 횟수

요당 검사는 어떻게 해야 하며 얼마나 자주 해야 할까? 물론 각 개인에 따라 다르게 나타나지만 대개는 하루 1번 하는 사람에서 많게는 하루 5~6번까지 해야 하는 사람의 경우도 있다.

식이요법이나 혹은 식이요법과 내복약만으로 이 당뇨병 조절이 되는 환자라면 하루 1회로 식후 2시간 만에 하는 것으로도 충분하다. 다만 이때 측정 시간만은 약간씩 달라져야 한다. 예를 들어 첫날은 아침 식사 후 2시간 만에, 그 다음날은 점심 식사 후 2시간 만에, 셋째 날은 저녁 식사 후 2시간 만에 하는 것이 좋다. 이때 검사 결과는 때에 관계없이 당분이 나오지 않아야 한다. 대신에 음성이 아닐 때는 요당 검사를 더 빈번하게 해야 하며 이 경우의 환자는 의사의 지시에 따라야 한다. 만약 감기나 기관지염 등 다른 질병이 생겼을 경우 하루 4~5번씩 소변 검사를 더 자주 한다. 또 인슐린을 사용하고 있다면 하루에 2~3회 검사를 받아야 한다.

당뇨병 환자는 식후 1시간 30분이나 2시간 사이에 일단 소변을 보아서 방광을 비운 다음 15~30분 사이에 다시 소변 검사를 해야만 한다. 방광 안에는 당분이 많이 함유되어 있는 소변과 당분이 전혀 없는 소변이 함께 섞여있다는 사실을 명심한다.

부분의 환자들은 식후 즉시 혈당이 일시적으로 높아지기 때문에 식사 후 1시간 30분 이내에 소변 검사를 하는 것은 전혀 의미가 없다. 또 하루 2~3회의 소변 검사만 가지고서는 의사나 환자가 주사해야 할 인슐린 용량을 정확하게 결정할 수가 없다. 인슐린 양을 조절하기 위해서는 하루에 4~5회 검사를 하여야 하며 검사 시기는 하루 3번의 식사 후 2시간 만에 하는 것이 보통이다. 그러나 의사에 따라서 인슐린 용량은 다르게 결정되어 지며, 가장 적당하다고 판단되는 시간에 검사할 수도 있다. 특별한 병이 새로 발견되지 않는 한 인슐린 용량을 바꾸기 전에 의사는 적어도 위에서 설명한 검사를 5일 동안 계속 실행한다.

아침 식사 전에 실시한 시험은 그 전날 투여했던 인슐린이 아직 그 효과를 나타내고 있는지의 여부를 알려 준다. 방광을 비운 후 20분

뒤에 새롭게 고여 있는 소변에서는 당분 없이 나타난다. 이 소변은 중복배설뇨(먼저 만들어진 소변은 배설하고 그 시간에 만들어진 새로운 소변)로서 혈액 내에 당분이 어느 정도 있는지를 정확하게 반영한다. 저녁 식사 후의 시험은 아침에 투여한 인슐린이 가장 강하게 작용하고 있을 때 그 효과를 보여 준다.

 다른 시간에서의 검사는 모두 하루에 걸쳐 인슐린 효과를 나타내고 있으며 대부분의 경우 하루 1회씩만 아침 전에 주사하나 하루 2회 주사를 해야 하는 경우도 있다. 당분이 지속적으로 많으면 가외로 소변 검사를 해야 한다. 우선 아침에 일어나서 처음 소변 검사를 할 때는 방광이 가득 찼을 경우가 좋다. 이 결과로 취침 동안 방광에 저장된 소변에는 당분이 있는지 없는지를 알 수 있고, 따라서 인슐린이 취침하고 있을 때 제대로 효과를 나타내고 있는지에 대한 여부도 알 수 있다.

3) 당뇨병의 신장과 혈당, 장기간 반복 검사 방법

신장에서 당뇨가 발견되면 이상한 현상이나 신장을 통해 배설되는 소변에 당이 섞여 나오는 것은 확실하다. 정상적인 사람이라 하더라도 혈액 속에는 상당한 양의 당이 포함되어 있는데 신장에서 당이 나온다는 말은 이곳을 통해 밖으로 소변이 방출되기 때문이다. 이것은 한마디로 문턱에 비유할 수 있다. 대개 혈당으로 말하자면 혈액 100ml당 포도당이 0.16g(160mg%) 이상이 되면 이 문턱이라고 하는 콩팥을 넘어 올 수 있다. 그러나 만일 문턱이 이보다 내려가면 혈당이 정상이라 하더라도 소변에서 당이 나온다. 이것이 바로 신성 당뇨인데, 이로 인해 당뇨를 시험지로 검사하면 강양성으로 나타나지만 혈당은 아주 정상이거나 반대로 낮은 경우가 많다. 이런 경우에는 충분한 식사를 해주어야 하며, 당뇨병과 같은 치료를 해서는 안 된다. 이런 점에서 반드시 혈당 검사가 중요한 것이다.

수술을 한 뒤 식사 후에는 당뇨가 양성이 된다. 혈당도 정상 상태를 넘어서고 신장을 통과하기에는 문턱이 높은 경우더라도 이 대부분은 당뇨병이 아니다. 위 주머니는 단순히 음식물을 소화하기도 하지만 이것을 조금씩 장으로 보내는 작용도 한다. 그런데 위 수술을 받은 사람은 음식물이 급히 장으로 이동되면 장으로부터의 당분 흡수가 더 빨리 촉진되어 혈당도 급격하게 상승된다. 혈당이 정상 이상으로 증가하였을 경우에는 혈당이 높았다가 후에 빨리 내려가게 된다. 이것은 당뇨병에서 서서히 내려가는 것과는 형태상 차이가 있다. 이 때문에 혈당이 높은데도 불구하고 당뇨병은 아닌 것이다.

당뇨가 나오지 않는데도 당뇨일 수가 있을까? 가벼운 당뇨병일 경우 공복 때에 소변에서 당을 증명하기란 대단히 어려운 일이다.

당질이 많이 포함된 아침식사 후에 배설되는 소변에서 약간의 당이 같이 나오게 되는데 그것으로 당뇨병인지 아닌지가 불안할 경우에는 밥을 충분히 먹은 다음 1~2시간 지난 후에 배설된 소변에서 포도당 유무를 조사하도록 한다. 앞에서 설명하였듯이 신장에 있어 포도당 배설의 한계점이 높으면 혈당이 다량이다 하더라도 소변에서 포도당이 배설되지 않을 수 있으며 나이가 많은 노인들이나 신장병 환자일 경우에 이런 현상은 가끔 나타난다. 또 입학시험이나 입사시험과 같은 때처럼 불안과 초조를 느낄 때도 일시적으로 당이 나올 수 있다. 이상에서 볼 수 있듯이 소변에서 당이 나와도 꼭 당뇨병이라고 단정할 수만은 없다.

4) 당뇨병의 기타 검사

① 당부하 검사

포도당 투여에 따른 인슐린의 반응을 검사한다. 공복 시 혈당을 검사한 뒤 50~200g정도의 당(통상 75g)을 투여한 후 30분, 1, 2, 3시간 후에 혈액을 채취한다.

당뇨병 진단을 위한 혈액 검사 결과는 다음과 같다. 공복 시 혈당이 140mg/dl 이상이고, 75g의 포도당을 이용한 당내성 검사에서 2시간째의 혈당이 200mg/dl 이상이며 또 다른 시간의 혈당치 하나가 200mg/dl 이상일 때이다.

② 당화 헤모글로빈

수명이 120일인 적혈구에 부착된 당을 평가하여 60~120일간의 혈당조절 정도를 측정한다.

혈액내 포도당 수준이 높을수록 당화혈색소도 높아진다.

당화 혈색소 검사를 위해서는 아침식전에 혈액을 채취하는 공복시 혈당 검사와 다르게 하루 중 어느 시기에든 채혈 할 수 있다. 당화 혈색소의 적절한 해석은 잘 조절된 수준을 4~6%이며 8%이상도 조절이 잘 안된 것으로 알 수 있다.

③ C-peptide

C-펩티드는 인슐린 분자 2개 고리에 연결되어 있다. 이 검사는 내부에서 인슐린 생성 수준을 측정하기 위해서 시도한다. 만일 C-펩티드 수준이 정상이면 대상자가 충분한 인슐린을 생성하지 않음을 의미할 수 있다.

④ 당화 알부민

당화 알부민은 이전 7~10일간의 혈당조절을 측정하는 것이다. 이 검사는 혈당을 원하는 수준으로 주의 깊게 조절하는 상태일 때 사용될 수 있다.

⑤ 소변내 케톤검사

소변내 케톤은 정제약이나 테이프로 검사할 수 있다. 소변에 케톤이 있으면 에너지 자원으로 지방이 이용되는 것을 의미한다.

※ 현재 우리나라의 당뇨병의 진단을 위한 기준
① 우연히 검사한 당의 농도가 200이상이고 다뇨, 다음, 다식 및 체중 감소 등 당뇨병의 전형적인 증상이나 징후가 있을 때
② 공복 시 혈당의 농도가 2회 이상 140 이상일 때
③ 공복 시 혈당농도가 140 미만이나 적어도 2회 이상 경우 당부하 검사상 지속적인 혈중 포도당 농도가 200이상이고 2시간 사이에 채혈한 혈당농도가 1회 이상 200이상일 때

당뇨병의 형태와 합병증을 아는 방법

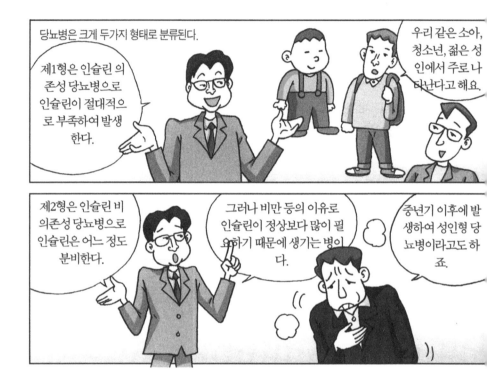

1)당뇨병의 현상

(1) 당뇨와 당뇨병의 차이

당뇨병 현상에 있어서 대표적인 것은 당뇨이다. 이 경우의 당은 포도당을 일컫는 것으로 당뇨라 한다면 일반적으로 포도당 당뇨라고 인식하면 된다. 여기에서 우리가 알아야 할 기초 상식은 소변에서 포도당이 증명되었다고 해서 그것이 반드시 당뇨병이라고 단정할 수만은 없다는 사실이다. 당뇨라고 해서 무조건 소변에서 당이 나오는 것은 아니다.

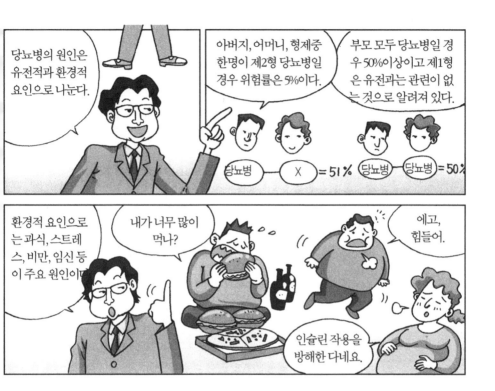

당뇨와 당뇨병은 분명히 구분하여 이해해야 한다. 물론 당뇨에 걸리게 되면 당이 나오는 것은 당연한 이치이다. 하지만 당이 나오지 않아도 당뇨병이 있을 수 있다. 예를 들어 포도당 주사를 맞은 후, 격하게 흥분한 경우, 또는 한동안 심한 고심을 겪고 난 뒤에 일시적 현상으로 당이 나올 수 있기 때문이다. 이 외에도 임신을 했을 경우, 부신피질 합성 스테로이드제를 마셨다거나 주사를 맞은 경우, 혈압강하제의 다아자이드제를 장기간 복용했을 경우에도 당뇨가 보이는 수가 있다.

(2) 신성 당뇨

신성당뇨는 당뇨에서 가장 많이 일어나는 증상이다. 이것은 신장 기능에 선천적 변화가 일어났을 때 발생하는 데 이런 상태에 포도당이 배설되기 쉽다. 그러나 이것을 가지고 당뇨병이라고 할 수는 없다. 간혹 이와 같은 증상을 가진 사람이 당뇨병에 쓰이는 약을 섭취한다면 몇 차례 저혈당증 증세와 더불어 저혈당증 발작을 일으키는 경우가 가 있기 때문에 주의가 필요하다.

신성 당뇨를 살펴보면 신장의 포도당 배설 역시 아주 낮은 상태를 볼 수가 있다. 이런 경우에 공복 때는 소변에서 당이 나타나지 않지만 식후에 약간의 혈당이 보이게 된다. 이처럼 당뇨병과 혼동되는 부분으로 인해 신성 당뇨 환자에 있어서는 주의를 요한다. 검사를 받았을 때 당이 나온다고 해서 지레 겁먹고 당뇨병 치료를 시도한다는 것은 큰 잘못이다. 이 신성 당뇨는 주로 중년기 이후를 지난 사람들에게서 많이 발견되며 임산부에게서도 흔히 볼 수 있다.

2) 췌장의 기능과 당뇨병

췌장은 인슐린을 만드는 우리 몸의 중요한 기관으로서 이자라고도 한다. 위장 아래 십이지장 뒤쪽으로 위치하며 길이 약 15cm, 무게 약 70g정도이다.

많은 소화 세포들로 이루어진 췌장은 기본적으로 크게 두 가지의 기능을 한다. 췌액이라는 소화액을 만들어 십이지장으로 보내는 일과, 인슐린이라는 호르몬을 분비하여 혈액 속으로 내어보내는 기능이다.

췌장에는 랑게르한스섬 이라는 많은 세포들이 있는데 바로 여기서 인슐린을 만든다. 랑게르한스섬에는 췌장의 내부에 섬 모양을 군데군데 흩어져 있는 내분비선으로 이들 세포에는 $\alpha \beta \gamma$등이 있다. 이들 가운데 베타 세포가 가장 많으며 이 세포가 혈액에서 아미노산을 공급 받아서 인슐린을 생성한 뒤 이것을 혈액 속에 분비하여 신체 각 조직에 공급하고 있다. 알파세포에서는 글루카곤이라는 호르몬을 분비하는데 글루카곤은 인슐린과는 정 반대되는 작용을 하고 있다. 인슐린이 혈당 값을 낮춰주는 작용을 하고 있는데 반해 글루카곤은 혈당 값을 높여주는 기능을 하고 있는 것이다. 랑게르한스섬의 인슐린 분비에는 혈당 조절을 위해 소량으로 꾸준히 분비되는 기초 분비와 식후 곧 작용하기 위한 추가분비 두 가지가 있다. 당뇨병 환자는 이 두 가지 분비 능력 모두가 부족한 상태에 있는 사람이다. 어떤 이유로 해서 췌장의 인슐린 분비기능이 장애를 일으키면, 혈당이 올라 당뇨병의 주요 증상인 고혈당 상태가 되는 것이다.

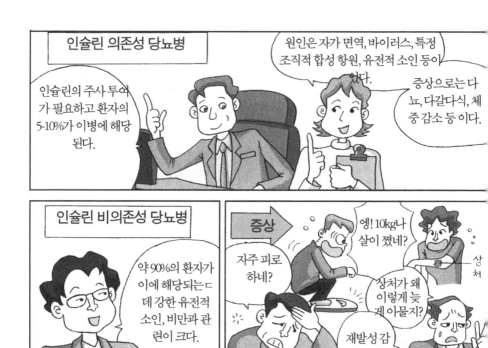

3) 의존성 당뇨병과 비의존성 당뇨병

일반적으로 당뇨병은 크게 두 가지 형태로 분류된다. 인슐린 의존성 당뇨병(제1형)과 인슐린 비의존성 당뇨병(제2형)이다.

인슐린 의존성 당뇨병은 소아 및 청소년, 젊은 성인에서 주로 나타나는 당뇨병으로 인슐린을 생산하는 췌장 베타세포의 파괴로 인하여 인슐린이 절대적으로 부족하여 발생한다. 그러므로 인슐린 의존성 당뇨병 환자는 외부에서 인슐린 주사가 꼭 필요하게 된다. 인슐린 의존성 당뇨병은 발병률에 있어서 서양인의 경우 약 1천 명 중 4

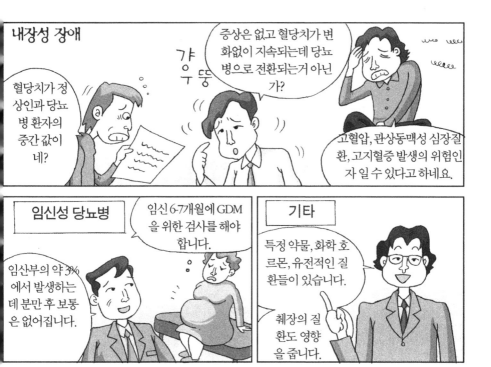

명 정도가 발병하는 것으로 알려져 있으나 동양인에 있어서는 서양인보다 적은 발병률을 보임으로서 인종적인 차이가 있는 것으로 추정되고 있다. 그러나 우리나라에서도 서구문명의 도입과 함께 식생활의 변화 등 생활패턴이 서구화함에 따라 점차적으로 인슐린 의존성 당뇨병 환자의 발병률이 증가하고 있는 것으로 알려지고 있다.

인슐린 비의존성 당뇨병이란 췌장의 베타 세포에서 인슐린은 어느 정도 분비하지만 비만증 등 여러 이유로 인하여 몸에서 인슐린을 정상보다 많이 필요로 하기 때문에 생기는 것으로 알려져 있다. 주로 중년기 이후에 발생하여 성인형 당뇨병이라 하는데, 당뇨병이 잘 생기는 체질, 음식물의 과다 섭취, 운동 부족, 비만증과 스트레스 등의 환경적 요인과, 근육세포나 지방세포의 인슐린 수용체의 복합적 결함, 미토콘드리아의 유전자 결함, 포도당 전달체 등의 이상에 의한 복합적 요인으로 생각되고 있으며 우리나라의 경우 대부분의 당뇨병 환자가 이에 속한다고 알려져 있으나 아직까지 확실한 유전적 표지자는 알려져 있지 않은 상태이다. 또

 그밖에 제 2형으로 발병되었으나 일정기간 경과 후 제 1형으로 바뀌어 인슐린 치료를 요하는 지진성 당뇨병이 있고, 영양실조성 당뇨병 및 기타형 당뇨병이 있으나 우리나라에서는 흔하지 않으며, 혈당치가 정상인보다 높으나 당뇨병 기준에 못 미치는 경우를 당내인성 장애라 분류하고, 이들 중 약25%는 결국 당뇨병 환자가 되는 것으로 알려져 있다.

4) 당뇨병의 분류

당뇨병의 종류는 원인, 발병 시기, 생리적 및 면역학적 상태, 포도당 내성에 따라 분류할 수 있다.

(1) 인슐린 의존성 당뇨병

내인성 인슐린의 분비가 없거나 저하되어 혈당을 조절하고 케톤산증을 방지하기 위해 인슐린의 주사투여가 필요하다. 전체 당뇨병 환자의 5~10%가 인슐린 의존성 당뇨병이다. 주로 30세 이하에서 나타나나 그 이후의 연령층에서도 발생할 수 있다. 자가면역, 바이러스, 특정 조직적합성 항원, 유전적 소인에 의하여 발병하며 3다 증상(다뇨, 다갈, 다식)과 체중 감소 등이 나타난다.

(2) 인슐린 비의존성 당뇨병

인슐린의 생산이나 베타세포로부터의 분비과정의 결함, 말초조직에서의 인슐린저항성 등이 원인이다. 약 90%의 당뇨병환자가 인슐린 비의존성 당뇨병이다. 이러한 유형의 당뇨병 환자는 결국은 인슐린 치료가 필요할 수 있다. 보통 30세 이상의 성인에서 주로 발견되며 강한 유전적 소인, 종종 비만과 관련되어 있다. 증상은 보통 서서히 나타나며 피로, 체중 증가, 상처 회복의 지연, 재발성 감염 등의 증상을 보인다.

(3) 내당성 장애(IGT)

혈당치가 정상인 당뇨병환자 혈당치의 중간 값이다. 증상이 없이 진전되어 당뇨병으로 전환되거나 변화 없이 지속된다. 그러나 고혈압, 관상동맥성 심장질환, 고지질혈증 발생의 위험인자일 수 있다.

(4) 임신성 당뇨병(GDM)

임신 중에 발생한 탄수화물 불내성으로 정의된다. 임신부의 약 3%에서 발생하며 분만 후 보통 없어진다.GDM을 가지고 있는 여성의 경우 나중에 당뇨병에 걸릴 가능성이 높고 태아 사망의 위험률을 증가시킨다. 그러므로 임신 24주와 28주에 모든 임신부들에게 GDM을 위한 검사를 해야 한다.

(5)기타 질환과 연관된 당뇨병

특정 약물, 화학품, 호르몬, 유전적인 질환 등은 인슐린의 활동을 감소시켜 고혈당을 초래할 수 있다. 췌장염, 췌장암과 같은 췌장의 질환은 인슐린 분비에 영향을 준다.

5) 당뇨병의 증상과 합병증의 위험

 당뇨병의 증상은 나이가 젊은 경우 갑자기 목이 마르고 소변이 많아지며 몸이 수척해지면서 발병하는데 이런 경우는 당뇨병이라는 것을 쉽게 의심할 수 있다. 그러나 대체로 어느 정도 시간이 경과한 다음 증세가 나타나는 경우가 많고 대부분 서서히 발병한다. 당뇨병은 서서히 일어나므로 대부분의 사람들은 초기 단계에 병세를 인식하지 못하거나 그냥 지나치는 수가 많다. 당뇨병으로 인한 증세가 나타나기 시작한 단계는 이미 상당히 진행된 상태로서 치료에 어려움이 따른다.

 당뇨병에 걸리게 되면 다음, 다뇨, 다식 등의 삼다(三多) 증상과 함께 체중감소, 전신쇠약감 등의 증세를 보이며 오랜 기간 고혈당을 유지하게 되면 당뇨병성 망막병증으로 인한 실명, 당뇨병성 신증으로 인한 신부전증, 말초신경, 자율신경, 또는 뇌신경 장애 등으로 인한 족부병변, 거대혈관 병증으로 인한 동맥경화증 등의 합병증이 나타난다. 그밖에 구취, 잇몸출혈, 치아 흔들림, 성욕감퇴, 월경이상, 두통, 불안, 신경질, 위산과다, 복통, 복부팽만, 빈뇨, 야뇨, 배뇨곤란, 신경통 등의 증세도 있다. 당뇨의 증상 중 가장 위험한 것은 아무런 자각증상을 느끼지 못하는 무증상인데 이러한 무증상은 전체 당뇨인의 약 20% 정도가 된다.

 당뇨병이 무서운 것은 그로 인하여 생기는 합병증 때문이다. 환자

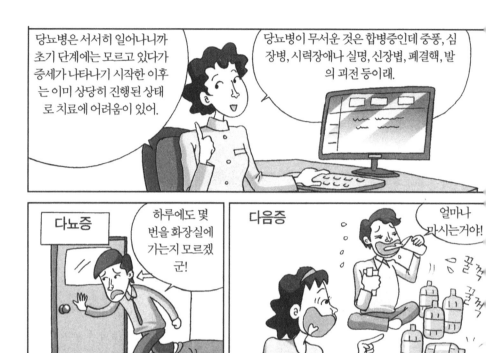

스스로 깨닫지 못하는 상태에서 발생된 당뇨병이 원인이 되어 중풍, 심장병, 시력장애나 실명, 신장병, 화농증, 폐결핵, 발의 괴저 등 여러 가지 중대한 합병증이 일어나게 되는 것이다. 그러므로 합병증이 발병하기 전에 더 이상 병을 진행시키지 않는 것이 중요하다.

① 다뇨증
혈당의 증가 때문에 신장 세뇨관에서 포도당의 삼투작용 때문에 수분이 재흡수 되지 않는다.

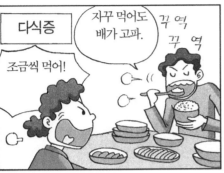

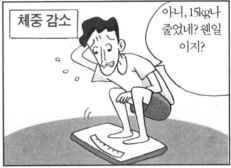

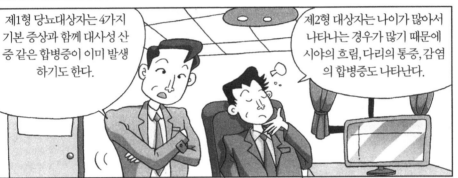

② 다음증

다뇨증은 심한 탈수를 초래하여 다시 갈증을 일으킨다.

③ 다식증

조직 파괴와 소모는 허기증을 초래하고 이를 충족시키기 위해 많이 먹게 된다.

④ 체중감소

포도당이 세포의 에너지로 이용될 수 없으므로 저장된 지방과 단백질이 깨어져서 에너지로 이용된다.

Q.당뇨 궁금증 알아보기

당뇨 환자가 감기에 걸렸을 때 영양을 주기 위해 많이 먹는 편이 좋다고 하는데 어느 때보다 많이 먹는 편이 좋을까?

일반적으로는 그와 같이 말하지만 당뇨병 환자가 감기에 걸렸을 경우에는 오히려 좋지 않다. 만약 당뇨병 환자가 정해진 열량 이상으로 섭취했을 경우 당뇨병은 더 악화되고 감염증에 대한 저항력은 약화되어 감기가 더 심해질 가능성이 있다. 감기에 걸렸을 경우는 고명이 많이 들어간 죽이나 푹 익힌 우동, 달걀, 두부 등과 같이 소화가 잘 되는 것으로 정해진 열량을 지켜 섭취하도록 한다.

당뇨병의 증상과 자각

당뇨병의 증상 구분

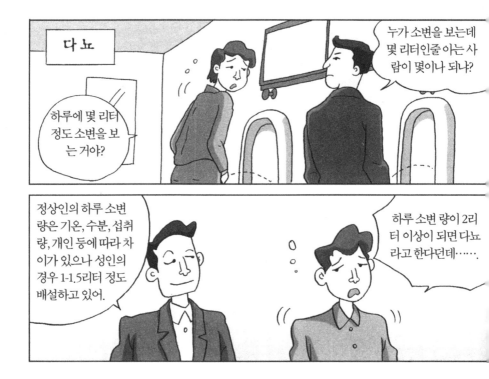

당뇨병은 크게 대상 장애와 의한 것과 합병중에 의한 당뇨로 구분될 수 있다. 세부적인 증상으로 크게 다뇨, 다식, 다음을 비롯한 구갈, 가려움증, 피로감, 체중 감소, 시력장애, 감염성 질환, 성욕 감퇴, 신경염, 거대아 출산, 대사 장애로 인한 당뇨병 등이 있다. 이에 대한 구체적 증상을 살펴본다.

1) 대산장애에 의한 당뇨병

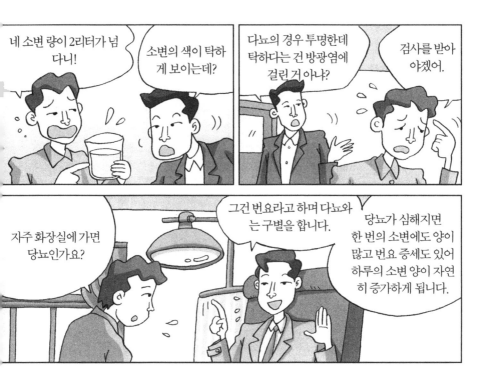

(1) 다뇨

하루에 보는 소변의 양이 지나치게 많은 것을 의미한다. 정상인의 배뇨 횟수는 하루에 4~6회이다. 사람에 따라 다르나 방광에 소변이 300~500ml쯤 고이게 되면 소변이 보고 싶어진다.

방광에 고여 있는 소변 량은 각자의 체질에 따라 차이가 있으나 걱정할 것 없는 횟수의 증감은 적은 사람의 경우에는 3회, 많은 경우는 6~7회이다. 또한 배뇨는 정신 상태에 따라서 달라지는데 시험이나 면접을 보기 전에 긴장하면 횟수가 일시적으로 많아진다. 횟수가 줄어드는 것은 마시는 수분 섭취량이 적을 때, 땀이 많이 났을 때, 설사

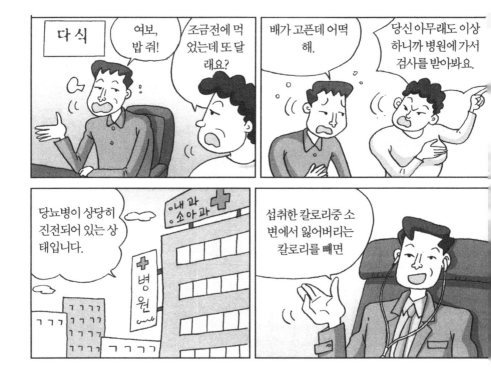

를 했을 때 등인데 줄어든다 할지라도 최저 3회 정도이다.

　하루의 소변 량이 2ℓ 이상이 되면 이를 다뇨라고 한다. 이것도 수분 섭취량, 체내의 수분 대사 상태에 따라 증감되는 것은 물론이다. 다뇨의 경우 소변은 투명하지만 방광염 등의 질환에 걸렸을 때는 탁해지는 수가 있다.

　정상인의 하루 소변 량은 기온, 수분 섭취량, 개인 등에 따라 다소 차이가 있으나 성인은 보통 1~1.5ℓ 정도를 배설한다.

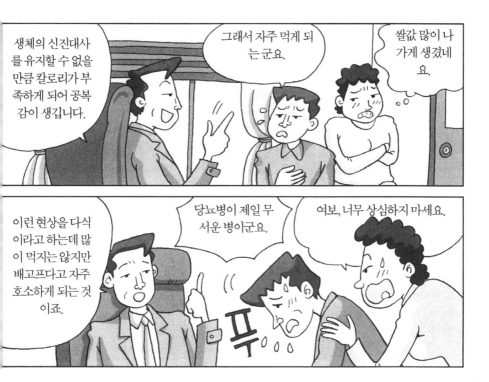

(2) 다식

섭취한 칼로리 중 소변에서 잃어버리는 칼로리를 빼면 생체의 신진 대사를 유지할 수 없을 만큼 그 칼로리가 부족하게 되어 공복감(이 생기면서 자꾸 먹게 된다. 이것이 다식(多食)인데 뚜렷하게 많이 먹지는 않지만 배고프다고 자주 호소하게 되는 것이다. 이미 이와 같은 상태에 이르렀다는 것은 당뇨병이 상당히 진척되어 있는 상태를 의미한다.

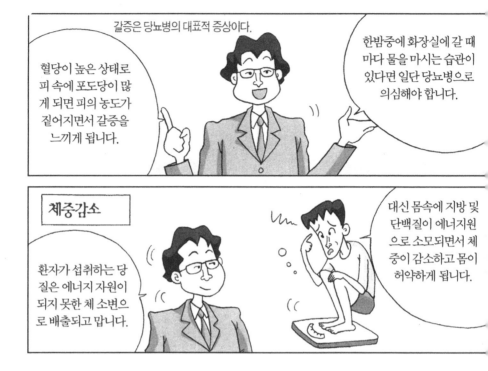

(3) 구갈

　갈증은 당뇨병의 대표적 증상에서 빼놓을 수 없는 것이다. 혈당이 높은 상태로 피 속에 포도당이 많아져 있다. 이렇게 되면 피의 농도가 짙어지면서 갈증을 느끼게 된다. 갈증으로 인해 체내에서 요구하는 수분의 분량도 증가함으로 자연히 물을 많이 마시게 된다. 하지만 한 번만으로 끝나는 것이 아니라 계속적으로 구갈을 느낄 때, 특히 한밤중에 일어나 화장실에 갈 때마다 물을 마시는 습관이 있다면 일단 당뇨병으로 의심해서 검사를 받아 볼 필요가 있다. 만약 당뇨병으로 진단되었다면 상당히 진척된 것으로 알아야 한다.

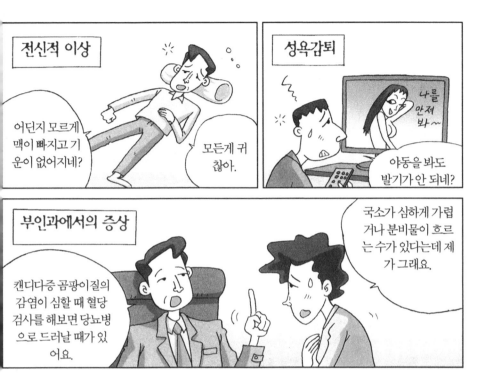

(4) 체중 감소

  환자가 섭취하는 당질은 에너지원이 되지 못한 채 소변으로 배출되고 만다. 대신 몸속의 지방 및 단백질이 에너지원으로 소모되면서 체중이 감소하게 되고 따라서 몸이 허약하게 된다. 그뿐만 아니라 다뇨 현상에 의해 조직의 탈수현상이 생김으로써 몸무게가 자연히 줄어들게 되는 것이다.

⑸ 전신적 이상

뚜렷한 것 없이 어딘지 모르게 맥이 빠지고 기운이 없어진다. 모든 일에 싫증을 느끼게 되고 매사에는 의욕을 잃어버리는 수가 많다. 손발을 움직이기조차 귀찮아하고, 자꾸 눕고 싶어 하면서 무기력해 진다. 피로감이 초기에 가장 많이 나타나는 증세이다. 환자는 자주 피로하다거나, 아니면 쇠약감을 느낀다거나, 또는 일을 할 수가 없다, 두통이 난다, 신경질이 난다 등의 호소를 하게 된다. 환자 자신은 우울증에 걸린 것으로 오인하지만 원인은 피로감에서 오는 것이다. 당뇨병을 치료하게 되면 이와 같은 증상은 저절로 없어지게 되어 있다.

⑹ 성욕감퇴

이른바 발기 부전을 호소하는 사람 중에는 당뇨병 환자가 많다. 이것은 당뇨병이 발기의 신경을 지배하는 기관에 장애를 일으키기 때문이다. 남성의 경우 인슐린 의존형 당뇨병 환자의 대부분이 마흔으로, 그 주요한 원인이 발기 부전에 있다고 한다면 젊은 남성에게 발기 부전에 걸릴 확률은 확실히 높다고 말할 수 있다. 어떤 통계에서는 20~50세의 당뇨병 환자의 발기 부전율은 40% 전후로 추계되고 있다. 성욕이 없다는 것도 발기 부전의 하나라고 할 수 있지만 이것은 발기에 대한 자신이 없어져 생기는 경우도 있다.

(7) 부인과에서의 증상

산부인과 의사들은 다른 병을 치료하다가 당뇨병을 발견하는 수가 의외로 많다. 특히 '캔디다증'이라고 불리는 곰팡이 질의 감염이 심할 때 혈당 검사를 해보면 당뇨병인 것이 드러나게 된다. 중세로는 국소가 심하게 가렵거나 분비물이 흐르는 수가 있다. 당뇨병인 여성은 거대아를 출산하는 일이 많으며 때로는 임신 말기에 태아가 사망하는 경우도 있다.

당뇨병으로 인한 합병증

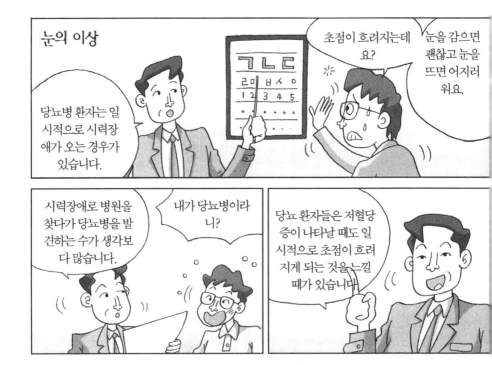

(1) 눈의 이상

당뇨병 환자에 있어서 일시적으로 시력 장애가 오는 경우를 흔히 볼 수 있다. 혈당이 잘 조절되지 않던 환자들에게도 치료 방법을 바꾸어 당 조절이 잘 되면 얼마간 초점이 흐려지는 것을 느낄 수 있다. 수정체 안의 체액 성분에 변화가 생겨 나타나는 일시적 현상으로 혈당의 갑작스러운 변화 때문에 일어나는 것이다.

초점이 흐려지는 현상은 당뇨가 다시 잘 조절되어 혈당치가 안정될 때까지 며칠 혹은 수 주일간 계속 보일 수도 있다. 눈을 감으면 괜

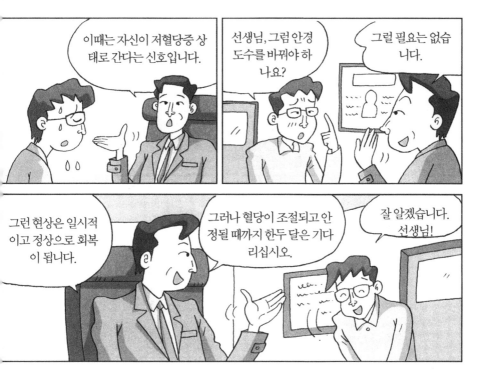

찮으나 눈을 뜨면 어지러워 보여 눈뜨기가 어려워진다. 이는 한쪽 눈의 근육이 마비되어 초점이 잘 맞지 않기 때문에 발생되는 것인데 3~6주가 지나면 그대로 나아지는 경우도 있다. 주로 시력 장애로 인해 병원을 찾는 사람들 중에서 당뇨병을 발견하는 수가 의외로 많다. 일반적으로 이와 같은 현상은 일시적이고 정상으로 회복되는 것이기 때문에 곧바로 안경 도수를 바꿀 필요는 없다. 단, 혈당이 조절되고 안정될 때까지 한두 달은 기다리는 것이 좋다.

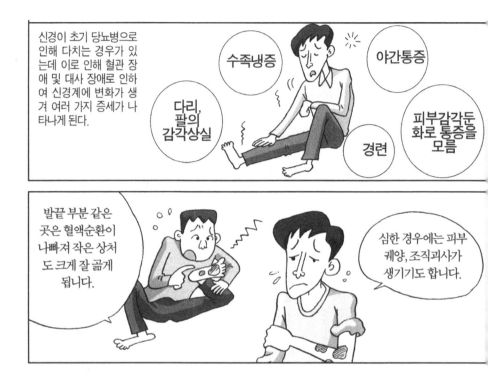

(2) 신경학적 이상

신경학적 소견들에 의한 당뇨병을 보면 신경이 초기 당뇨병으로 인해 다치는 경우가 있다. 이로 인해 혈관 장애 및 대사 장애로 인하여 신경계에 변화가 생겨서 여러 가지 증세가 나타나게 된다.

다리, 팔의 신경에 이상이 생겨 감각 상실, 수족 냉증, 야간 통증, 경련 등의 증상을 나타내는 반면에 피부 감각이 둔해진 결과 통증도 잘 모른 채 상처가 생기게 된다. 특히 이 때 발끝 부분 같은 곳은 혈액 순환이 나빠져 작은 상처도 크게 악화되어 잘 곪게 된다. 심한 경우

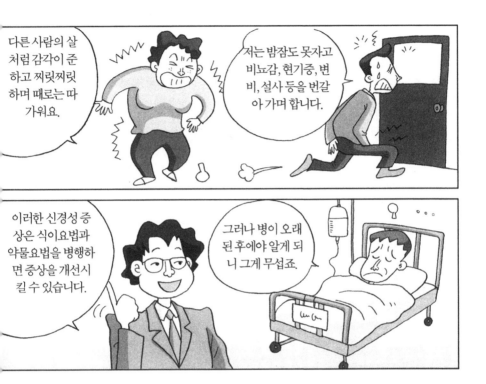

에는 피부 궤양, 및 조직 괴사가 생기기도 한다. 또 다른 사람의 살처럼 감각이 둔하고, 찌릿찌릿 하기도 하며, 따갑거나, 몸의 일부에 심한 통증을 느끼기도 한다. 이와 같은 증세는 심하게 되면 밤잠을 자지 못할 정도까지에 이른다. 그뿐만 아니라 자율 신경계의 이상으로 비뇨감, 현기증, 변비, 설사 등의 증상이 나타난다. 이러한 신경성 증상은 당뇨병을 잘 조절하면 자연히 치유될 수 있으므로 식이 요법과 약물 요법을 병행함으로써 병의 증상을 개선시킬 수가 있다. 그러나 대개는 병이 오래된 후에야 알아차린다.

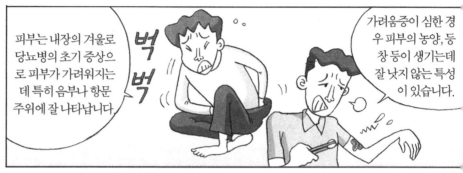

피부는 내장의 거울로 당뇨병의 초기 증상으로 피부가 가려워지는데 특히 음부나 항문 주위에 잘 나타납니다.

벅벅

가려움증이 심한 경우 피부의 농양, 등창 등이 생기는데 잘 낫지 않는 특성이 있습니다.

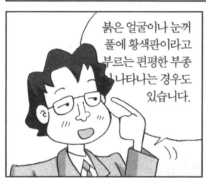

붉은 얼굴이나 눈꺼풀에 황색판이라고 부르는 편평한 부종이 나타나는 경우도 있습니다.

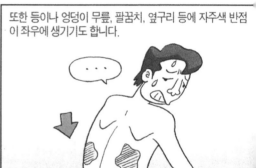

또한 등이나 엉덩이 무릎, 팔꿈치, 옆구리 등에 자주색 반점이 좌우에 생기기도 합니다.

…

(3) 피부 이상

피부는 내장의 거울이다. 위 눈꺼풀 안쪽에 나타나는 황색종의 현상은 지질 대사 이상을 알 수 있게 한다. 피부만큼 대사 상태를 잘 반영하는 장기는 없다. 걸리기 쉽거나 악화되기 쉬운 피부병 외에 당뇨병 특유의 피부 병변이 있다. 혈관 장애와 관련 있는 것이 많고, 병이 진행한 단계에서 나타난다.

당뇨병의 초기 증상으로 흔한 것은 피부가 가려워지는 증세로 특히 음부나 항문 주위에 잘 나타난다. 가려움증은 아주 심한 경우도 있

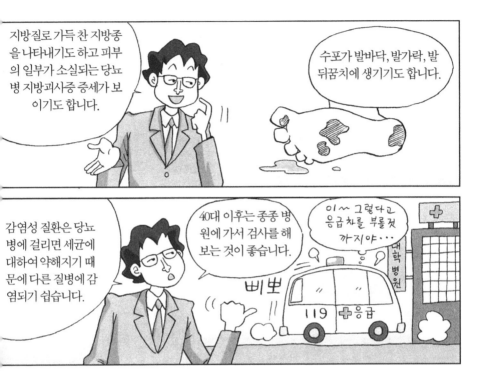

으며, 피부의 농양이 생기거나, 등창 등이 잘 생기는 증상에서 오는데 이와 같은 고름집은 잘 낫지 않는 특성을 가지고 있다.

얼굴 모세혈관의 확장이 원인이 되는 붉은 얼굴도 당뇨병 환자에게는 흔히 볼 수 있고, 눈꺼풀에 황색판이라고 부르는 편평한 부종이 나타나는 경우도 있다. 또한 등이나 엉덩이, 무릎, 팔꿈치, 옆구리 등에 자주색의 반점이 생기는 경우도 있는데 좌우 양쪽에 생기며, 이것은 특히 혈액 중에 지방이나 콜레스테롤이 많은 환자에게 두드러지게 나타난다.

(4) 감염성 질환

　세균에 대한 면역력이 약해지는 당뇨병은 이로 인해 다른 질병에 감염되기가 쉽다. 흔히 피부 감염으로 인해 종기가 생기기 쉬우며, 여자의 경우는 생식기 부위 감염으로 질염이나 음부소양증 증세가 나타난다. 뿐만 아니라 호흡기 감염으로 기관지염, 폐결핵 등이 발생하기도 하고, 발에 생긴 상처는 잘 낫지 않고 악화되어 괴저가 되기 쉽다. 한편 증상이 급격하고 특징적으로 심하게 나타나는 경우도 있지만 당뇨병은 대개 서서히 발생하기 때문에 대부분 사람들이 물을 조금 더 먹는다든가 아니면 소변을 자주 보는지에 대해 신경을 쓰지 않으므로 자신 스스로가 당뇨병에 걸려 있다는 사실을 지나치고 있는 경우가 많다. 더군다나 피로감과 더불어 자신의 체중이 빠지는 등과 같은 실제 증상이 나타나도 자세하게 물어보기 전에는 지나가는 일이 흔하다.

당뇨병의 발생 형태와 분류

당뇨병의 원인과 발생률

1) 유전적요인과 환경적요인

일반적으로 당뇨병에는 제1형 당뇨병과 제2형 당뇨병이 이다. 이 제1형 당뇨병은 연소형 당뇨병이고 제2형 당뇨병은 성인형 당뇨병 이다. 제1형 당뇨병과 제2형 당뇨병은 서로 다른 유전적 결합에 의 하여 발생된다.

어린 아이들에게 많이 나타나는 제1형은 인슐린 주사 치료만이 가 능하다. 당뇨병이 한 세대에서 다른 한 세대로 유전될 때 일반적으 로는 본래 그 부모가 갖고 있는 형태가 유전된다. 다시 말해 제1형 당뇨병을 가진 부모의 후손에게서는 제1형 당뇨가 나타나게 되고, 나이가 들어 당뇨병이 나타난 부모의 후손에게서는 흔히 제2형 당뇨 병이 나타나게 된다.

한편 제2형 당뇨병은 나이가 많을수록 그리고 비만해 질수록 병의 발생빈도가 높으며, 제1형 당뇨병과 비교해볼 때 남자보다는 여자의 경우에 훨씬 더 높게 나타난다. 당뇨병의 가족력에 의해서 아직 발 병은 하지 않았으나 잠재성 당뇨가 있는 부부들은 제1형 당뇨병을 그들의 후손에게 물려줄 가능성에 대하여 미리 주의하지 않으면 안 된다.

제1형 당뇨병이 있는 사람들끼리 결혼했다고 가정할 때 자녀들이 제1형 당뇨병에 걸릴 확률은 10% 정도로 아주 높게 나타난다. 지금 까지 밝혀진 사실을 정리해 볼 때 당뇨병 가족력이 있는 사람이 당뇨병 가족력이 없는 건강인과 결혼할 경우 자녀들에게서 당뇨병이 생길 확률은 1% 정도이다. 그러므로 당뇨병 가족력이 있는 사람은 당뇨병 발생률이 높다는 사실을 유념하여 항상 건강에 주의해서 당뇨병 발병을 사전에 예방해야 한다.

Q. 당뇨 궁금증 알아보기
과식해서 정해진 열량 이상을 먹었을 경우 다음 날에 지나친 양을 줄이도록 하는 방법은 어떤지?

적정한 열량을 지켜서 균형 잡힌 식사를 하는 것이 식이 요법의 기본이다. 정해진 열량보다 많이 섭취하는 것도 지나치게 적은 것도 당뇨병에 있어서는 좋지 않다. 칼로리가 과잉이 된 것은 부득이한 경우일지도 모르지만 다음 날의 식사는 적정한 양을 섭취하도록 한다. 하루 1일의 식사량을 중요시 하는데 유의한다.

2) 유전적 요인의 영향과 발생률

부모가 모두 당뇨병이라면 그 발생 위험률은 두 배로 증가하게 된다. 또한 남매나 자녀들 중에 두 명 이상의 당뇨병 환자가 있을 때 역시 두 배이다. 통계적으로 보면 자녀들의 당뇨병 발생률은 부모 중의 한 사람이 당뇨병일 경우, 자녀들이 20세 이하일 때는 1% 이하, 20~40세일 때에는 2%, 40~60세일 때에는 3%, 60세 이상일 때는 1%이다.

그렇다면 당신이 당뇨병일 때 당신의 아이들에게 당뇨병이 유전될 확률은 과연 얼마나 될까?

이에 대해서는 많은 학자들의 의견이 분분하지만 대략 요약해보면 한쪽 부모나 부모들의 형제 중에 당뇨병이 있는 경우 자녀들에게서 당뇨병이 나타날 확률은 1%이다. 부모의 형제 중 1명 이상의 당뇨병 환자가 있을 때 당뇨병이 나타날 확률은 2%이다. 부모가 모두 당뇨병이면 자녀들에게서 당뇨병이 나타날 확률은 적어도 2%가 된다.

그러나 유전적 소인을 가지고 있다 하더라도 각자의 건강관리에 따라 식생활에 대하여 신경을 쓰고 비만을 방지하는 등의 노력을 하면 당뇨병 발생은 늦추어질 수 있고, 드문 경우지만 전혀 발생하지 않을 수도 있다.

3) 환경적 요인과 구체적 설명

(1) 나이

우리나라의 경우만 봐도 얼마 전까지 당뇨병은 대개 중년기 이후에 많이 일어나서 특히 중년들에게 각별한 주의를 필요로 했지만 최근에 이르러서는 어린이 당뇨병 발병률도 점차 증가하고 있다. 그것은 나이가 들어감에 따라 체내에 여러 기관의 기능이 쇠퇴하여 그 구실을 제대로 하지 못 하는데다가 동시에 환경의 영향을 많이 받기 때문이다. 이러한 영향은 대사를 나빠지게 하고 당뇨병으로 발전하는 된다. 일단 40세 이후에 체격이 비만으로 보여지만 당뇨로 추정해 본다.

(2) 외상 및 수술

교통사고로 크게 다치거나 화상을 입었을 경우, 또는 큰 수술을 받고 난 후에 당뇨병이 발병되는 수가 많다. 이와 같이 신체적 스트레스나 충격을 받으면 이를 극복하기 위한 여러 가지 호르몬이 분비되어 진다. 그러나 이들 호르몬은 인슐린과 서로 반대로 작용되는 경우가 대부분이다.

⑶ 임신

당뇨병이 남자보다 여자에게서 많이 볼 수 있는 것은 임신과 관계가 깊다. 여성의 경우에 불임증의 원인이 당뇨병이란 것은 인슐린이 발견되기 전까지는 당연시되어 왔다. 사실 당뇨병 여성의 임신율은 정상적인 여성의 3~5%라고 한다.

당뇨병에 걸리면 남녀를 불문하고 장애를 일으키는데 임신 때 분비되는 여러 호르몬들은 인슐린의 작용을 억제하는 작용이 있으므로 이로 인해 당뇨병의 소질이 있는 여자들은 발병하거나 악화되는 확률이 크다. 여러 번에 걸쳐 사산하거나 유산 또는 조산을 했거나, 거대아를 낳는다든지, 양수 과다증을 일으키는 임산부는 당뇨병이 발병할 가능성을 많이 가지고 있다.

일반적으로 임신 중에 혈당치가 올라가는 경향이 있으나 이것은 출산 후에 수치가 다시 정상으로 돌아오게 된다. 이와 같은 체질적 특성은 본인의 당뇨병 발병 여부와는 달리 그 후손에게 이어지기 마련이다. 그러므로 당뇨병 소인이 있는 임산부는 각별히 주의하여 출산에 대한 조절을 미리 이루도록 하여야 한다.

⑷ 감염

당뇨병 환자가 여러 세균에 감염되기 쉬운 것은 당연하다. 합병증이 없는 당뇨병 환자의 경우 혈당 조절만 잘한다면 병세는 건강한 사람과 다를 바가 없다. 병세가 잘 낫지 않는다는 것은 혈액 순환이 좋지 않을 때나 혈당 조절이 잘 안될 때 국한되는 것이다. 당뇨의 조절이 안 될 때 균에 대한 몸의 저항이 저하되는 것은 감염을 더 심각하게 만든다. 그러나 시대의 발달과 더불어 다행히도 인슐린의 투여와 항생제 개발의 성과 덕분에 20~30년 전에 당뇨병 환자의 수많은 생명을 앗아간 동창은 근래에 이르러서는 보기 어렵게 되었다. 어찌되었건 당뇨병을 치료하는 목표 중의 하나는 혈당을 적절히 유지하게 함으로써 탐식 세포의 기능을 회복하는데 있다.

 각종 세균 및 바이러스 등 미생물에 감염되었을 때 체내에서 분비되는 호르몬은 인슐린 작용을 약화시키며 또한 인슐린 분비를 억제한다. 그 영향으로 건강한 사람에게서도 당뇨병이 발생할 수 있으며 당뇨병 환자는 더 악화되기도 한다. 최근 감기증세를 일으키는 바이러스 중에 콕사키 바이러스가 그 후유증으로 당뇨병의 소질이 있는 사람들, 특히 어린이에게 당뇨병을 일으킬 수 있다는 사실이 밝혀진 바 있다.

(5) 약물

 부신피질 호르몬제, 고혈압 치료제로 쓰이는 이뇨제들은 혈당을 높이는 작용이 있다. 특히 부신피질 호르몬제는 각종 신경통, 관절염, 피부 질환에 특효약으로 흔히 사용되고 있다. 이와 같은 약물을 장기 투여하면 당뇨병을 유발하게 된다.

⑹ 기 타

긴장 상태에 있는 정신과 각종 내분비성 질환, 간장 질환 등은 당 대사에 장애를 불러일으키는 원인이 된다. 또한 비만으로 이어지긴 쉬운 설탕이나 단 음식의 과다 섭취는 간접적 원인이 되기도 한다.

Q.당뇨 궁금증 알아보기
당뇨병이 있는 사람이 쇼핑할 때 주의할 점은?

1. 반 조리 식품인 통조림이나 냉동식품 및 조리 식품 중에서 양적 판단을 할 수 없는 것은 피하도록 한다.
2. 슈퍼마켓 등의 팩 포장 식품에는 반드시 중량이 기입되어 있으므로 참고한다.
3. 제철 식품은 신선한 맛과 색을 가질 뿐만 아니라 향도 좋으므로 제철 식품을 식단에 첨가하도록 한다.
4. 고기 등을 넉넉하게 샀을 때는 0.5단위나 1단위로 모아서 랩에 포장하여 냉동에 보관했다가 사용한다. 단, 냉동하더라도 신선도는 서서히 저하하므로 되도록 빨리 먹도록 한다.

2. 당뇨병의 원인과 병기에 따른 분류

1) 원인별에 따른 분류

(1) 인슐린 의존형 당뇨병

이것은 과거의 어린이 당뇨병에서 흔히 볼 수 있었으며, 케톤뇨를 잘 나타낸다. 흔히 청소년에게 발생하나 어느 연령에서도 일어날 수 있는 가능성을 가지고 있다. 인슐린이 결핍되면 보충 할 수 있는 인슐린 처방을 필요로 한다.

(2) 인슐린 비의존형 당뇨병

일반적으로 40세 이후에 발병하나 이것 역시 어느 나이에서도 일어날 수가 있다. 증상은 없을 수도 있고 나타나더라도 가벼우며 흔히 천천히 발생한다. 주로 60~90%가 비만하나 감염 또는 경색과 같은 심한 스트레스의 경우를 제외하고 케톤뇨는 없다. 처방으로는 다이어트 식사, 운동, 내복약 외에 때때로 증상이나 공복 혈당을 조절하기 위하여 인슐린이 필요할 수 있다.

(3) 이차성 당뇨병

췌 질환, 내분 질환, 약물, 화학제품 등에 의해 나타날 수 있다. 이를 더 구체적으로 살펴보면 췌 질환에는 만성 췌장염, 췌암, 췌절제 혈색소증 등이 있고, 내분 질환에는 부신피질 기능 항진, 갑상선 기능 항진, 말단 비대증이 있으며, 약물과 화학제품으로는 이뇨제, 스트레

인슐린 의존형 당뇨병은 어린이 당뇨병에서 흔히 보며 인슐린 처방을 필요로 한다.

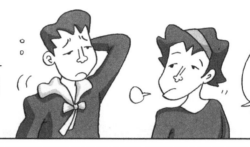

우리 같은 청소년에게 발생한다며?

어느 연령에서도 일어날 수 있어.

인슐린 비의존형 당뇨병은 천천히 발생하며 60-90%가 비만하나 감염, 스트레스를 제외하고는 케톤요는 없다.

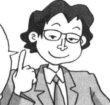 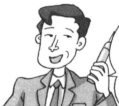

처방으로는 다이어트 식사, 운동, 내복약 등입니다.

때때로 증상이나 공복 혈당을 조절하기 위하여 인슐린이 필요할 수 있습니다.

이드 등이 있고, 기타로는 인슐린 이상, 유전성 신경근육 증후군 등이 있다.

(4) 임신성 당뇨병

대부분의 여성들은 임신 중에 처음으로 당뇨병이 발생하는 경우를 볼 수가 있다.

(5) 내당능 장애

이 자체로는 당뇨병 상태라고 보지 않는다. 내당능은 개선될 수도 이차성 당뇨병은 췌질환, 내분질환, 약물, 화학제품 등에 의해 나타낸다.

췌 질환	내분질환	약물, 화학제품	기타
⬇	⬇	⬇	⬇
*만성 췌장염 *췌암 *췌절제 혈색소 　증	*부신피질기능 항진 *갑상선 기능 항진 *말단 비대증	*이뇨제 *스트레니드	*인슐린 이상 *유전성 신경 *근육 증후군

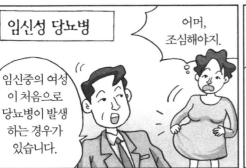

임신성 당뇨병

어머, 조심해야지.

임신중의 여성이 처음으로 당뇨병이 발생하는 경우가 있습니다.

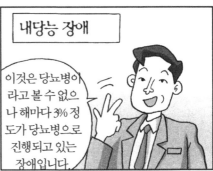

내당능 장애

이것은 당뇨병이라고 볼 수 없으나 해마다 3% 정도가 당뇨병으로 진행되고 있는 장애입니다.

있고 그대로 남을 수도 있으나 해마다 3% 가량이 당뇨병으로 진행되고 있다.

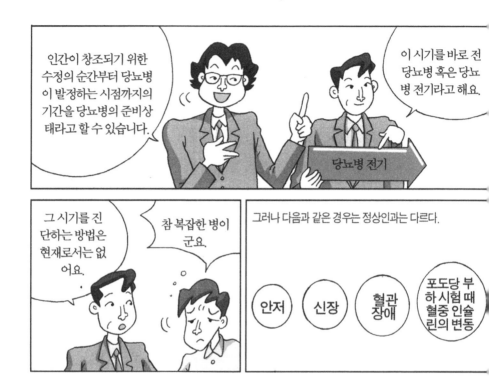

2) 병기별에 따른 분류

당뇨병은 유전적 소질에 환경 인자가 첨가되어 방생하는 것이라고 할 수 있다. 인간이 창조되기 위한 수정의 순간부터 당뇨병이 발정하는 시점까지의 기간을 당뇨병의 준비상태라고 할 수 있는데 이 시기를 바로 전당뇨병 혹은 당뇨병 전기라 한다.

현재로서는 이 시기를 진단하는 방법은 없다. 이와 같은 당뇨병 전기에 있는 사람은 대충 보아서는 일반 사람과 조금도 다를 바 없다.

그러나 연구 자료에 의하면 안저, 신장(콩팥), 피부 등의 혈성 당뇨

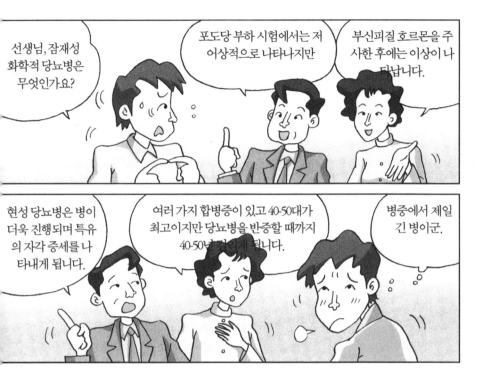

병에서 볼 수 있는 혈관 장애 같은 것을 발견할 수 있고 그리고 포도
당 부하 시험 때 혈중 인슐린의 변동이 정상인과는 다르다는 것도 알
수 있다.

(1) 잠재성 화학적 당뇨병

당뇨병 전기에서 조금 더 진행하면 이 시기에 도달한다. 보통 포도
당 부하 시험에서는 정상적으로 나타나지만 부신피질 호르몬을 주
사한 후에는 이상이 나타나는 것으로 되어 있다. 종종 집단 검진의
경우 발견되는 수가 많다.

(2) 현성 당뇨병

질병이 더욱더 진행되면 특유한 자각 증세를 나타내게 되는데 이것이 곧 우리가 임상에서 흔히 볼 수 있는 현성 당뇨병이다. 여기서는 여러 가지 합병증을 볼 수가 있으며 보통 당뇨의 발병률은 40~50대 연령에서 최고일 수 있지만 이 소인을 가지고 태어나면 당뇨병을 반증할 때까지 소요되는 기간이 40~50년 걸리게 된다.

당뇨병의 합병증

당뇨 합병증의 정의

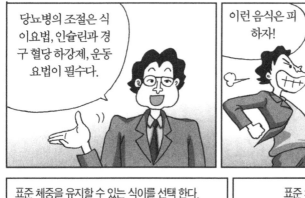

당뇨병의 조절은 식이요법, 인슐린과 경구 혈당 하강제, 운동요법이 필수다.

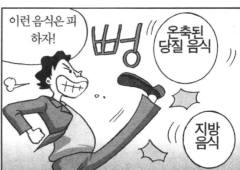

이런 음식은 피하자!

뻥

오축된 당질 음식

지방 음식

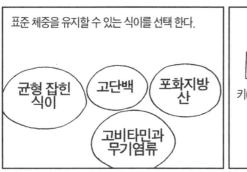

표준 체중을 유지할 수 있는 식이를 선택 한다.

균형 잡힌 식이

고단백

포화지방산

고비타민과 무기염류

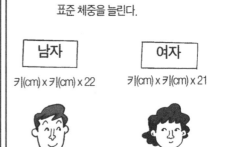

표준 체중을 늘린다.

남자

여자

키(cm) x 키(cm) x 22

키(cm) x 키(cm) x 21

1) 합병증문제와 위험

몸의 전신 기관에 침범해 여러 가지 문제를 유발시키는 당뇨병, 다른 말로 '위대한 모방자'로 불리기도 하는 이 병은 합병증에 많이 노출되어 있다.

당뇨병은 일종의 '체질병'이라고 할 수가 있는데 췌장으로부터 분비되는 인슐린이라는 호르몬 작용이 부족하게 되면서 발생한다. 다시 말해 이것은 3대 영양소 중 당질 대사에 장애가 생겨 몸 안에서 활용되지 못하고 혈액 속에 고였다가 소변으로 빠져 나올 뿐이다.

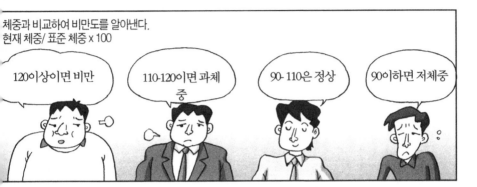

체중과 비교하여 비만도를 알아낸다.
현재 체중/ 표준 체중 x 100

120이상이면 비만

110-120이면 과체중

90-110은 정상

90이하면 저체중

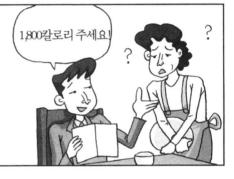

비만도와 활동량에 따라 적당한 열량을 구한다.
예)167cm / 65kg 남자 운전기사
$1.67 \times 1.67 \times 22 = 61.4$(표준 체중)
65(현재 체중)÷61.4(표준 체중)×100=106%(정상 비만도)
61.4(표준 체중)×30(비만도)=1842
* 하루 1,800칼로리를 먹으면 된다.

1,800칼로리 주세요!

이와 같은 상태를 가만히 둔 채 그대로 방치하면 차츰 증세가 악화되어 전신의 모든 조직에까지 영향을 미치게 되어 흔히 합병증이라는 것을 일으키게 되는 것이다.

대사 장애가 심해지면 당뇨병성 혼수라는 상황에 처하게 되면서 결국은 사망의 지경에까지 이른다. 당뇨병의 합병증이라 함은 이 당뇨병을 앓는 동안 눈이나 콩팥, 말초 신경 등의 여러 가지에 병발증을 일으키는 것을 일컫는다. 이 시기에 따라 초기합병증, 급성합병증, 또는 만성합병증 등이라 한다. 이 시기 합병증 치료와 더불어 당뇨병의 치료의 동시치료가 문제시 되며 이에 따른 혼선으로 어려움이 따른다. 가벼운 초기 합병증 같은 것은 당뇨병을 치료하면서 합병증을 치료해도 낫겠지만 만성 합병증이 되었을 때는 치료하기에도 어렵게 되는 것이다.

2) 당뇨병성 혼수와 저혈당증 발작

당뇨병성 혼수에는 두 가지 종류로 당뇨병성혼수와 저혈당증발작을 살펴 볼 수 있다. 혈당의 높낮이에 따라 나타나는 이 두 종류는 증상에 따라 몸은 상반되는 상태인데 '혼수' 라는 같은 증상 때문에 혼동하기 쉽다.

당뇨병은 혈액 중의 포도당이 많아지는 병으로 따라서 당뇨병 환자가 저혈당증이 되는 경우는 드물다. 인슐린이나 경구혈당강하제에 의한 치료가 이루어지기 이전은 저혈당증 발작이 없었다. 저혈당증 발작은 인슐린 주사를 하거나 설퍼니요소제의 경구약을 먹고 있을 때에 한해서 일어난다. 사용법의 잘못으로 혈당을 지나치게 내리는 것이다.

보통 건강한 사람의 혈당은 80~120mg/dl의 범위에서 변동하고 있다. 그것이 60mg/dl 이하로 내려가 20mg/dl 정도가 되면 혼수를 일으키게 된다. 따라서 식사와 운동 요법만으로 조절하는 환자에게는 절대로 발생하지 않는다.

3) 단백질의 기능과 변성

우리 몸의 기초 성분인 단백질이 달라지면 그 기능도 같이 달라진다. 혈당이 높으면 혈당과 비슷한 당분이 눈의 렌즈에 쌓인다. 이런 것이 합병증의 일부 원리로 포도당은 단백질과 결합하여 단백질을 변성시킨다.

흔히 콜레스테롤이나 다른 지방질이 혈액 속에 많아지면 심장 질환이나 동맥경화증을 초래하게 된다. 합병증으로 연관되어 신장의 기능이 떨어지게 되면 만성신염을 일으키고 담백뇨가 나오며 부종이 생기게 된다. 이것이 후에는 요독증을 일으켜 사망으로 이어지기도 한다. 뿐만 아니라 전신의 신경통과 같은 통증을 병발하기도 하고 저림 증상이나 신경성 증세도 나타난다.

당뇨병 합병증의 종류

1) 동맥경화

당뇨병은 혈관의 역할을 방해하고 각종 장애를 일으킨다. 만성적으로 일어나는 부분에 따라서 크게 2종류로 크게 나누는데 중심적인 혈관의 장애인 동맥경화와 말단의 작은 혈관에 장애가 일어나는 세소혈관장애이다.

지방이 침착되어진 장소는 동맥의 내막 안쪽에서 보면 약간 솟아나 있는 곳으로 조그맣고 하얀 반점으로 보이는데, 병이 진행되면 그것이 점점 큰 황백색의 구릉 모양으로 높아지고 주위에 섬유 조직이 붙어 벽 전체가 두꺼워지는 동시에 단단해진다. 그리고 한편에서는 섬유 조직이 중막 속에도 들어가 구성 성분인 탄력 섬유나 근육을 파괴하고, 내막에 솟아난 병소는 터져서 궤양의 상태가 된다. 그래서 원래 평평하고 매끄러운 동맥의 내면은 우툴두툴한 상태가 되어 마치 상처가 난 듯하다. 병소 속에 있는 지방의 덩어리를 잘라 보면 비지나 약간 되게 끓인 오트밀처럼 보인다.

동맥경화는 대동맥이나 가느다란 동맥의 가지에도 일어나는데 일반적인 증세로는 동맥의 탄력성을 잃어버린다. 또 동맥벽의 저항력이 약해져서 혈류의 압력 때문에 부풀어 오르거나 터지기 쉬워 진다. 따라서 동맥 내면의 매끄러움이 상실되기 때문에 혈전이 형성되기 쉽고 동맥벽이 두꺼워짐에 따라 내강이 좁아지게 되는 것이다. 당뇨병 환자에게는 건강한 사람의 2~3배의 높은 비율로 나타난다.

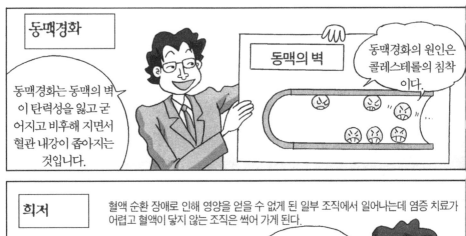

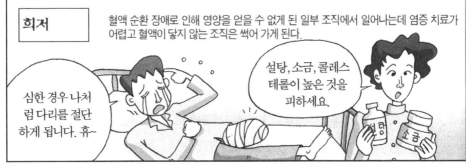

(1) 당뇨병에서 오는 회저

회저는 혈액 순환 장애로 인해 영양을 얻을 수 없게 된 일부 조직에서 일어난다. 상처나 염증이 치료되기 어렵고, 심한 경우 혈액이 닿지 않는 조직은 죽어 썩어가기 시작한다.

당뇨병의 경우는 다리 혈관이 막혀서 산소나 영양이 부족한 발가락, 무릎에서 흔히 볼 수 있다. 면역력이 약해져서 피부병이나 피부염에 걸리기 쉽기 때문에 심해지는 경우가 많으며 극한 경우 다리 절단의 사태에까지 이를 수 있다. 당뇨병에 동맥경화가 발병하면 혈당의 조절이 흐트러지기 쉬우며 당뇨병 자체도 더욱 악화시킬 수 있다.

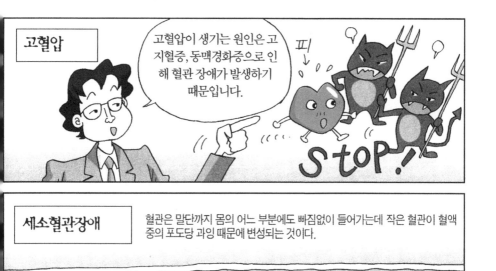

(2) 당뇨병에서 오는 고혈압

  당뇨병은 고지방혈증, 동맥경화증 등으로 인해 혈관 장애가 발생하
며 고혈압의 발병 원인이 되는 경우가 많다.

  비만 또한 고혈압의 원인이 되므로 심장, 혈관에 부담을 주지 말아
야 한다. 당뇨병 때문에 신장이 나빠지는 경우도 있다. 당뇨병이 진
행될수록 발병률이 증가되므로 식이 요법과 약물 요법을 겸한 조절
이 필수이다.

3) 당뇨병에서 오는 세소혈관장애

　세소혈관 장애란 혈관 말단의 가장 작은 작은 혈관들이 혈액 중의 포도당 과잉 때문에 변성되는 것을 말한다. 당뇨병에 걸리게 되면 혈액 중의 당이 너무 많아지는 것으로 세소혈관을 만들고 있는 세포는 보통 때보다 더 많이 포도당을 받아들이게 된다. 이렇게 해서 남은 포도당이 세포 내의 단백질과 결합해서 혈관세포를 변질시켜 버린다. 또한 알도스 환원 효소라고 불리는 세포 내의 효소가 포도당에 반응해서 솔비틀이라는 물질을 만들어 낸다. 세포 속에 솔비틀이 모이게 되면 혈관을 변질시키는 또 하나의 원인이 되는 것이다.

　신장에서 가장 중요한 사구체나 눈의 망막은 특히 이 영향을 받기 쉽다. 사구체나 망막에는 상당히 많은 수의 세소혈관이 둘러싸여 있는데 이것은 다른 조직과는 달리 인슐린의 도움을 받지 않고도 포도당을 세포에 받아들일 수 있다.

4) 당뇨병에서 오는 안구망막증

망막이란 눈의 가장 깊은 곳에 위치하고 있어서 카메라에 비유하면 필름 역할을 한다. 시력 장애를 일으키는 원인 중에서 가장 곤란한 것이 이 망막에서 일어나는 변화라고 할 수가 있다. 망막의 손상(망막증)은 당뇨병으로 오는 눈의 합병증 중에서 무서운 것이다.

망막증의 초기는 세소혈관의 일부에 작은 혹이 생긴다. 혈관류라고 불리는 혹이 차츰 늘어나서 희미한 출혈을 볼 수 있게 된다. 이 단계에서는 시력 장애가 적으므로 혈당을 적당하게 조절하면 회복도 충분히 가능하다. 그러나 심해질수록 망막의 조그만 혈관들이 약해지고 혈관을 받쳐 주는 기저막이 두꺼워지며 혈청이 잘 새게 된다. 즉, 혈관 자체가 약해지는데다가 이 혈관을 받치는 기저막까지 화학적 변화를 일으키게 되는 것이다.

통계적으로 보면 이와 같은 환자의 30%는 시력이 다 나빠지는 것으로 나타났다. 당뇨병으로 15년가량 고생하면 18%의 망막이 손상되고 그 후로 계속 지속되면 배에 해당하는 시력이 나빠진다. 망막에 영양분을 주는 미세 혈관이 손상이 되는 것은 새는 것과 막히는 것의 이 두 가지로 보는데 다행히 조금 샌다면 흡수가 되어 시력은 그대로 유지될 수 있다. 그렇지 않을 경우, 시력이 나빠지거나 안저 출혈과 삼출성 변화가 반복되면 실명하기가 일쑤이다. 혈당이 올라가면 눈의 조절에 장애가 생기게 된다.

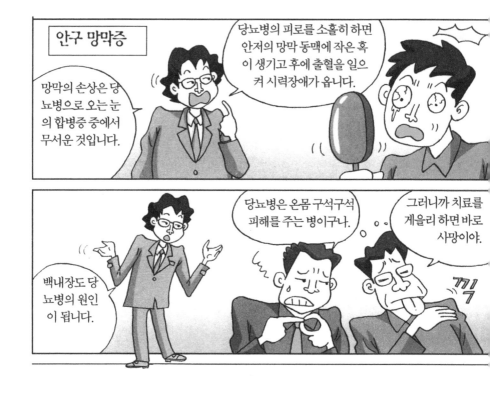

당뇨병 망막증의 현대 치료

10년 이상의 당뇨병 환자의 경우에는 거의 50%가량 망막증이 발견되었다. 혈당 조절이 나쁠수록 증식형이 많고, 좋은 경우에 비해 4배의 발생률이라고 하는 통계도 있다. 따라서 환자는 혈당의 올바른 조절을 주의하는 것은 물론 망막증 조기 발견을 위해 6개월에 한 번씩은 반드시 안저 검사를 받도록 한다. 오늘날에 와서는 레이저 치료의 발달로 인해 망막증 치료에 많은 도움을 주고 있다.

수술 후 인슐린의 요구량이 줄어들기 때문에 시력이 회복되며 경우

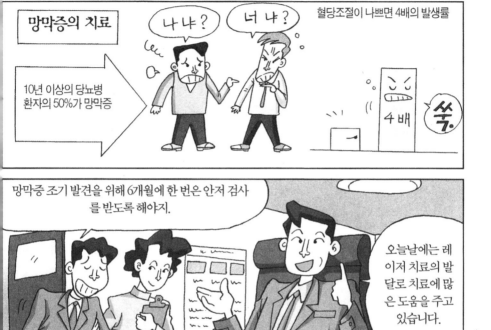

에 따라서는 더 이상 나빠지지 않는 사례도 있다. 그러나 뇌하수체 호르몬을 파괴하게 되면 갑상선 호르몬, 코티손, 성 호르몬 같은 것을 계속 보충해야 한다는 단점으로 수술을 권하지 않는 경우도 있다. 눈이 나빠져 시력을 잃게 되는 것은 당뇨병이 있는 사람으로서는 큰 걱정이 아닐 수가 없다. 당뇨병일 때는 아주 작고 가느다란 혈관이 손상되는 일도 있는데 이렇게 되면 눈의 망막 혈관이 상하게 되어 자연히 시력을 나쁘게도 하지만 심하면 퇴행성 변화로 실명을 가져오는 경우도 종종 있기 때문이다.

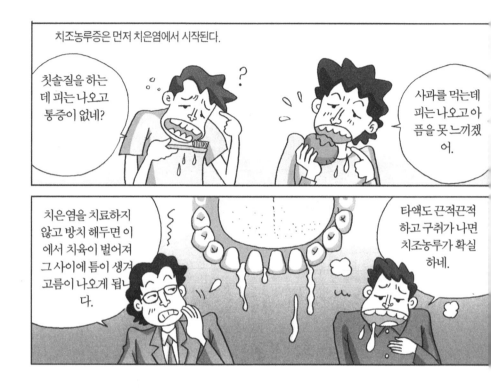

5) 당뇨병에서 오는 치조농루증

치주병에는 여러 종류가 있으나 거의 일반적으로 치은염과 치조농루증으로 나타난다. 충치는 어릴 때 많이 걸리지만 치주병은 나이가 들수록 늘어난다. 우리나라의 경우 치조농루증은 10대에 시작되어 점차 늘어나 30대까지는 40% 정도가 되는데 40대에서는 60%, 60대 이상은 80%가 걸린다.

치조농루증은 먼저 치은염에서 시작된다. 치은염이 되면 치육이 빨갛게 부어오르고 칫솔질을 한다든가, 사과를 먹을 때 피가 나오나 통

치조 농루증의 증상을 알아보는 법

1. 이가 아프다.
2. 이가 얼얼하다.
3. 충치를 치료하지 않았다.
4. 잇몸이 아프다.
5. 이를 닦으면 피가 난다.
6. 아침에 입이 달라 붙는다.
7. 아침에 이상한 맛이 난다.
8. 잇몸이 가끔 붓는다.
9. 이와 이 사이에 음식물이 낀다.

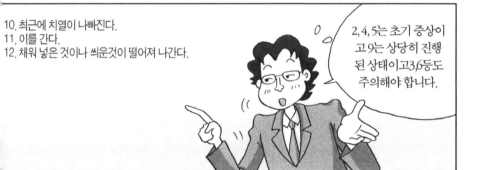

10. 최근에 치열이 나빠진다.
11. 이를 간다.
12. 채워 넣은 것이나 씌운것이 떨어져 나간다.

2, 4, 5는 초기 증상이고 9는 상당히 진행된 상태이고 3, 6등도 주의해야 합니다.

증은 거의 없다. 치은염을 치료하지 않고 방치해 두면 이에서 치육이 벌어져 그 사이에 틈이 생기고 거기서 고름이 나오게 된다. 이 중세에 이르면 타액은 끈적끈적하고 고약한 맛이 나며 구취가 난다. 특히 아침에 일어났을 때 입안이 끈적끈적하다. 이러한 정도이면 치조농루증이 확실하다. 여기서 소홀히 하면 치아가 점점 흔들리기 시작하고 딱딱한 것을 씹을 수 없게 되며, 치아가 움직이는 것을 느낄 수 있다.

(1) 조농루증의 원인과 치료

① 세균에 의한 염증

충치와 마찬가지로 치근의 밑쪽이나 치아와 치아 사이에 끼는 세균에 의해 생긴다. 이런 경우는 세균이 만드는 독소나 효소가 치육의 상피로부터 파고 들어가 치은염을 일으키고, 이로 인해 치육과 치아 사이가 벌어져서 틈(포키트)이 생기는데 그 속에 고름이 고이게 된다. 이것이 즉, 치조농루증이다.

틈 속은 세균으로 인해 다량의 독소와 효소를 방출하기 때문에 염증은 점점 심해지고 치육, 치근막, 치조골 등을 파괴하기에 이른다. 틈이 깊어져서 고름이 생기고 치아가 움직이며, 뢴트겐 사진으로 치조골의 흡수가 보이는 것은 그러한 염증에 의해 파괴되었기 때문이다.

병을 진전시키는 것은 세균에 의한 직접적 영향이지만 간접적으로는 치태와 치태 속에 석회가 침착하여 생기는 치석이 큰 작용을 한다.

② 치아 맞물기의 이상

치열은 정도의 차는 있겠으나 전체의 치아 중에서 몇 개만은 비틀어졌다든지 기울어져 있고, 윗니와 아랫니의 맞물기에도 어느 한 부분은 어긋나는 것이 일반적이다. 이를테면 아래턱의 제 1대구치는 충치가 되기 쉽고, 더구나 치료가 늦어지면서 빠지는 경우가 많다. 빠진 자리를 그냥 내버려두면 옆의 제 2소구치와 제 2대구치가 양쪽에서 기울게 되면서 그 이웃하는 치아들도 기울어진다. 그 결과 빠진 쪽의 아래턱 치열이 일그러져서 상대가 되는 윗 턱 치아와의 맞물기가 어렵게 된다. 맞물기가 어렵게 되면 음식물을 씹을 때 치아에 미치는 힘이 어떤 것에는 강하게, 또 다른 것에는 약하게 작용한다.

이것이 오래 지속되면 힘을 강하게 받은 치아의 치주 조직은 점점 약해져서 나중에는 치아 전체가 움직이게 된다. 즉, 치아의 맞물기가 나쁜 것이 치조농루 증을 일으키는 원인이 되는 것이다. 맞물기의 이상은 대부분이 선천적이다. 비뚤어진 치아, 치아의 기울기 이외에도 몇 개의 치아가 한꺼번에 생기는 난생치, 턱뼈 발육의 부진으로 빚어지는 위 턱 앞니의 뻐드렁니, 아래턱 앞니 앞에 튀어나와 있는 내민 입 따위가 그것이다.

③ 전신성의 영향

전신성의 원인은 직접 유발시키는 일은 없지만 치주 조직의 저항력을 약화시켜 치조농루증에 걸리기 쉽게 하며, 또한 한번 걸린 치조농루증을 진전시키는 작용을 한다. 이것은 영양 부족, 비타민 부족(괴혈병), 호르몬 변조, 당뇨병, 임신중독 등 이외에도 위장병, 혈액병, 급성 전염병, 결핵 등에 영향을 미친다.

치조농루증의 종류가 많은 것은 이상에서 언급한 세 가지 종류의 원인이 여러 가지로 얽혀서 작용하기 때문이다. 이것의 치료는 우선 염증을 일으키는 원인과 맞물기의 이상을 없애는 일부터 처리해야 한다. 그러기 위해서는 칫솔질을 바르게 하고, 치태와 치석을 제거해서 염증의 원인을 제거하며, 맞물기의 나쁜 치아는 깎아서 그것이 제대로 맞물리도록 하는 것에 중점을 둔다.

(2) 치조농루증의 증상

 치조농루증의 증상을 알아보기 위해서는 다음과 같은 것들을 살펴
본다.

- ▶ 이가 아프다.
- ▶ 아침에 이상한 맛이 난다.
- ▶ 이가 얼얼하다.
- ▶ 잇몸이 가끔 붓는다.
- ▶ 충치를 치료하고 있지 않다.
- ▶ 이와 이 사이에 음식물이 낀다.
- ▶ 잇몸이 아프다.
- ▶ 근래에 치열이 나빠진다.
- ▶ 이를 닦으면 피가 나온다.
- ▶ 이를 간다.
- ▶ 아침에 입이 달라붙는다.
- ▶ 채워 넣은 것이나 씌운 것이 떨어져 있다.

 구취는 스스로 깨닫기 어려우므로 가까운 사람에게 거리낌 없이 말
할 수 있도록 부탁해 놓는 것이 당뇨병 발견에도 도움이 된다. 치경
이 차츰 말라 쇠약해진다든가, 치경을 누르면 고름이 나오거나 이가

흔들리게 되면 치조농루의 진행성 현상이다.

　전신의 병을 예로 들면 대사 이상으로서 당뇨병이 있는 부분에 국소적으로는 구강 내의 치석에 쌓이는 세균이 요인이 되어 치조농루증이 된다. 따라서 당뇨병이 있으면 치조농루증이 된다고 하는 것은 잘못된 설이다. 당뇨병에 대한 증상이 양호한 한 그런 우려는 하지 않아도 된다. 그러나 조절을 잘 하고 있어도 구강 내의 청결이나 올바른 치아의 위생 관리를 소홀히 하면 치조농루증으로 시달리게 된다. 충치는 이 그 자체가 파괴당하는 병이고 치조농루증은 이를 지탱하고 있는 뿌리가 파괴당하는 병이다.

6) 당뇨병에서 오는 신증

당뇨병성 신증은 일종의 여과 장치인 혈관에 장애가 생긴 것으로 설명할 수 있다. 초기에는 단백이 소변에 나오거나 나오지 않는 것을 반복하다가 어느 순간부터 항상 단백을 포함하는 상태가 된다. 병이 진행하면 수족이나 얼굴에 부종이 나타나고, 피부를 누르면 들어간 부분이 원상태로 잘 되돌아오지 않는다. 또한 신기능의 저하로 혈액 중의 불필요한 물질이 많아지기 때문에 혈압이 높아지는 것도 특징이다.

신증이라고 하는 것은 신장의 세 가지 악화상태, 즉 감염, 경화, 사구체를 의미한다. 이것은 노폐물이 빠져나가지 않을 뿐만 아니라 수분도 잘 배설되지 않는다. 이 영향으로 부종이 생기게 되는 것이다. 신장에 들어있는 혈관은 가지를 만들면서 점점 가늘어 지다가 마침내 사구체라고 불리는 세소혈관의 집합을 형성한다. 사구체는 세소혈관이 털 뭉치와 같이 모여진 것으로 좌우의 신장을 합하면 합계 200만 개에나 달한다. 여기에서 혈구 이외의 혈액을 일단 원뇨로서 짜낸다. 포도당이나 단백질 등의 필요한 물질이 혼합되어 있는데 이것은 다음에 있는 요세관을 통과하는 사이에 재 흡수된다.

고혈당중에 의한 변화도 역시 신장에 이롭지 못한 영향을 끼치게 된다. 근래에는 이 고혈당중 자체가 신장에 독성을 나타낸다고 보고 있다. 이와 같은 것들이 당뇨병 환자에게 신장의 기능을 잃게 하여

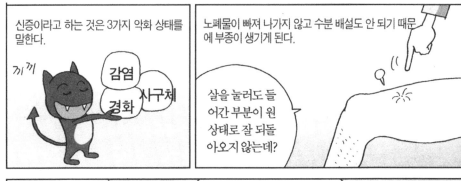

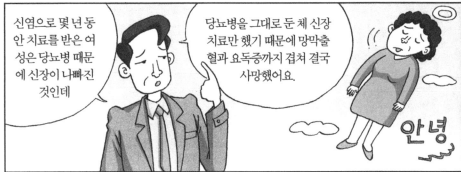

요독증을 발병하게 하는 것이다. 신장이 나빠지면 혈압이 오르는 원인이 되기는 하지만 당뇨병으로 혈압이 높다라고 해서 모두 신장이 나쁘다고는 할 수 없다.

(1) 신장병의 주요 증세

신장병의 주요 증세는 다음과 같다.
① 단백뇨
② 혈뇨 및 당뇨

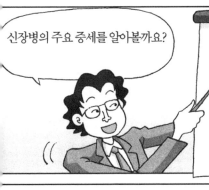

신장병의 주요 증세를 알아볼까요?

1. 단백뇨
2. 혈뇨 및 당뇨
3. 핍뇨, 무뇨
4. 다뇨, 빈뇨
5. 부종
6. 고혈압
7. 순환기 장애로 두근거림, 불규칙한 맥, 협심통, 쇼크

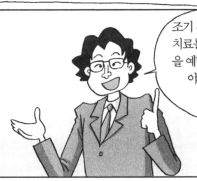

8. 소화기 증세로 헛구역질, 구토, 하혈, 이질, 변비, 복통9. 호흡기 증세로 기침, 담, 인후통, 흉통, 호흡곤란\
10. 신경및 근육증세로 두통, 관절통, 마비감, 경련, 의식장애
11. 기타 빈혈, 잘진, 발염 등

조기 진단과 조기 치료를 해서 발병을 예방하도록 해야 합니다.

③ 핍뇨, 무뇨

④ 다뇨, 빈뇨

⑤ 부종

⑥ 고혈압

⑦ 순환기 증세 (두근거림, 불규칙한 맥, 협심통, 쇼크)

⑧ 호흡기 증세 (기침, 담, 인후통, 흉통, 호흡 곤란)

⑨ 소화기 증세(헛구역질, 구토, 하혈, 이질, 변비, 복통)

⑩ 신경 및 근육 증세 (두통, 관절통, 마비감, 경련, 의식 장애)

⑪ 기타 (빈혈, 발진, 발열 등)

● 단백뇨

단백질은 인간의 몸에 있어 가장 중요한 영양소 중 하나인데 이것이 소변 속에 섞여 나온다는 것은 정상적인 상태라고 할 수 없다. 단백이 나오는 소변은 흐리고 지저분해 보이며 배뇨 직후에는 깨끗해 보여도 시간이 좀 지나면 밑에 흰 침전물이 괴인다. 이 침전물이 단백이다.

단백뇨가 신장병의 중요한 증세로 볼 수 있으나 단백뇨가 곧 신장병이라고 속단할 수는 없다. 가령 신장에 아무런 장애가 없어도 신우 이하의 요로에 염증이나 출혈, 종양 등에 의해서 혈액이나 농즙 또는 삼출액 등이 심해지면 검사에서는 단백뇨가 나타날 수도 있다. 또 어떤 종류의 혈액 질환에서는 사구체를 통과하기 쉬운 작은 입자의 단백이 혈액 중에 증가해서 소변 속에 나타날 경우도 없지 않다.

● 혈뇨

소변 속에 혈액의 세포 성분인 적혈구가 많이 나타나는 경우이다. 이것은 그 이하의 요로에 출혈이 있었다는 것을 말해 준다.

혈뇨의 정도는 현미경을 통해서 관찰될 수 있을 정도의 적은 양에서부터 소변이 적색이나 적갈색을 띠고 있어 육안으로도 알아볼 수 있는 정도에 이르기까지 여러 가지가 있다.

혈뇨는 신장병의 대부분에 반드시 생기는 증세라고 할 수 있으나 그 증상의 정도는 질환에 따라 일정하지 않다. 내과 영역에서 혈뇨가 나타나는 때는 사구체신염, 그 중에서도 특히 급성 사구체신염의 경우이다.

그러나 눈으로도 구별할 수 있는 혈뇨는 오히려 비뇨기과적 질환(방광염, 종양, 결석, 요로통과 장애 등)에서 많이 나타난다.

● 농뇨

소변 속에 백혈구가 많이 보이는 경우를 말한다. 대부분은 신장이나 요로계의 세균 감염에 의한 염증 결과로서 나타난다.

농뇨의 현상이 두드러지면 소변이 하얗게 보인다. 급성 신우신염, 방광염 등의 경우에 이런 현상을 가끔 볼 수 있다. 올바른 화학 요법을 사용해서 효과가 나타나면 농뇨는 저절로 없어진다.

● 핍뇨,무뇨

하루에 소변량은 우리가 섭취하는 수분의 양과 체내에 있는 수분의 양에 따라 증감된다. 따라서 우리가 마시는 수분의 양이 적으면 소변량도 감소되고, 땀을 흘리는 등 신장 이외의 경로를 통해 수분이 체외로 빠져나가게 되면 배설되는 소변량도 적어지기 마련이다.

일반 성인의 경우 하루 소변량은 500~2,000cc 정도인데 하루 400cc 이하인 경우를 핍뇨라고 하고, 한층 더 감소해서 하루 100cc 이하가 되면 무뇨라고 한다. 이러한 상태는 대부분 신장이 소변을 만들어 낼 기능을 상실했을 경우로 신부전의 증세가 많다.

단, 신장이 소변을 만드는 기능을 상실하지 않았다 해도 신우 이하인 요관이 폐쇄되어 소변을 통과시키지 않으면 무뇨의 증세가 나타난다.

한편, 방광에 소변이 고여 있는데도 요도 장애로 인해 소변이 체외로 배설되지 않을 경우에는 요폐라 한다.

● 빈뇨

방광의 용량은 1,200cc 이므로 건강한 성인이라면 하루에 여러 차례의 배뇨로 소변을 배설하게 된다. 소변 량이 증가할수록 배뇨 횟수도 늘어난다.

한편 방광에 이상이 생겨 양이 적어질 경우에는 소변 량에 변동이 없을 때라도 배뇨 횟수는 많아진다. 그밖에 세균의 감염 등으로 방광염을 일으켜 방광 점막에 자극을 받으면 수시로 배뇨하고 싶어진다.

질환의 종류에 따라 그 특징은 다소 차이가 있지만 이 중에 ①~⑥은 신 질환에서는 특히 중요한 것이므로 유의해야 한다. 양쪽의 신장이 넓게 침해되어 그 작용을 거의 잃어버린 경우에 이를 신부전이라고 한다.

여기에는 급격히 발생하는 급성신부전과 만성적으로 신장병이 진전해서 발생하는 만성 신부전이 있다. 일단 신부전의 증세가 나타나면 체내의 모든 세포는 정상적인 기능을 잃고 갖가지 증세를 초래하게 된다.

(2) 요독증

　신장병의 주요 증세 중 ⑦~⑪까지 거의 전부가 요독증 증세이다. 단백 대사의 최종 산물인 질소 화합물은 신장에서 소변으로 배설되는데 신장 기능이 극도로 약해지면 소변에 배설되어야 할 노폐물이 혈액 중에 고인 결과 뇌, 위장, 신장 등에 여러 가지 증세를 일으킨다. 이 상태를 요독증이라고 하는데 결국 신기능 부전과 같은 말이다. 급성으로 발생하는 급성 요독증은 급성 독물중독, 대출혈, 수술 후의 충격, 근육이 몹시 상한 외상, 심한 화상, 이형혈 수혈, 용혈, 전해질의 평형 이상 등이 생긴 다음에 발생한다.

　만성으로 경과하는 만성 요독증은 증상이 상당히 진전되고 나서도 소변은 조금씩 나오다가 병의 진행과 함께 소변이 전혀 나오지 않게 된다. 만성 사구체신장염, 낭포신의 말기, 악성신경화증, 신석 석회화증, 결절성동맥주위염, 양측성수신증, 전립선비대증, 전립선암 등이 영향을 미칠 수 있다.

　요독증은 체액의 이상을 정상적으로 회복하기 위한 치료를 받고 몸 전체의 세포가 원활히 활동하도록 해 주지 않으면 생명에 위험이 따른다. 과거에는 신장의 기능이 완전히 마비되어 요독증으로 진전되어도 환자의 호소에만 대처하는 일시적인 치료가 고작이었다. 그러나 오늘날에 와서는 정기적인 투석요법에 의해 사회 복귀도 가능해졌을 뿐만 아니라, 생명을 연장할 수도 있게 되었다.

현재 사용되고 있는 투석법에는 복막관류법과 인공신장의 두 가지 방법이 있다. 전자는 복강 내에 1~2ℓ의 관류액을 몇 번이나 투여함으로써 복막을 통해 혈압과 접촉시킨다. 다시 말해 넓은 면적을 가지고 있는 복막의 투과성을 이용하여 체내에 쌓인 과잉 질소와 전해질 및 유독 물질을 제거해서 증상을 회복시키는 것이다.

　인공 신장은 신장과 비슷한 기능을 하는 기계를 체내에 이식하는 것이 아니라, 동맥에서 흘러 들어오는 혈액을 인공 투석막을 통해 투석액과 결합시킨다. 그런 다음 혈액 내의 불필요한 물질을 없앤 후 그 혈액을 정맥 속으로 보내는 역할을 한다. 즉, 혈액을 깨끗하게 세탁해 주는 것과 같은 기구이다. 신기능의 저하를 보완하기 위해서는 인공 투석을 받을 필요가 있다. 인공 투석은 1940년대에 임상에서 사용되기 시작했다. 이 경우, 지난날에는 통근 치료를 꾸준히 받아야 했으나 오늘날 병원에 가지 않고도 자택이나 회사에서 할 수 있는 휴행식 투석법이 보급되어 있다.

7) 당뇨병에서 오는 심장질환

미국의 통계를 보면 허혈성심질환으로 죽는 사람들 중에 매년 50만 명의 환자가 당뇨병을 함께 가지고 있다고 한다. 뿐만 아니라 심장 발작으로 입원한 환자 1/3 또는 1/2이 당뇨병적인 결과를 보인다고 한다. 이처럼 당뇨병을 가진 사람들이 심장혈관에 질환을 일으킬 위험이 높다.

심근은 관상동맥에서 피를 받아 영양을 얻고 있다. 관상동맥과 같은 곳에 동맥경화 등의 변화가 일어나 내경이 좁아지면 심근에 충분한 피를 보내지 못하게 된다. 이로 인해 협심증, 심근경색, 심장 쇠약, 부정맥 등의 병이 일어나게 되는데 이러한 병을 허혈성심질환이라고 한다. 관상동맥의 경화는 관상동맥의 뿌리에서 시작하여 점진적으로 진행되는데 심근으로 들어갈 경우 갈라지고 있는 부분에는 일어나지 않는 것이 보통이다. 이와 같은 경화증은 당뇨병과 고혈압 등에 의해 진행되는데 혈당 조절 및 혈압 조절이 필요하다. 수술을 통해 내흉동맥이라는 혈관과 그 밖의 동맥을 심근의 내부에 이식하게 되면 이식된 혈관과 관상동맥 말초 사이에 피가 생성되어 몇 개월 내에 공급할 수 있게 된다.

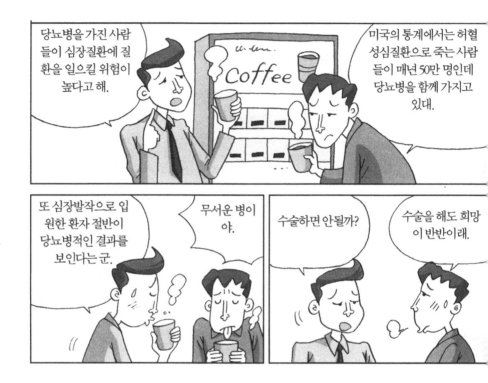

8) 통풍

　통풍이란 혈액 중에 요산이 증가되어 관절이나 신장에 고여짐에 따라 관절에 초급성의 심한통증을 가지고 오며 신장의 기능도 약회되는 질환이다. 통풍의 가장 큰 원인은 혈액 중의 요산이 급속히 늘어나는 것은 신장의 움직임이 어떤 원인으로 인해 악화된 경우와 체내에서 이 합성이 이상적으로 촉진되었을 경우, 또는 그 두 가지가 중복되었을 경우에 일어난다.

　관절염은 통풍의 가장 특징적인 증세다. 물론 혈액중의 요산량이

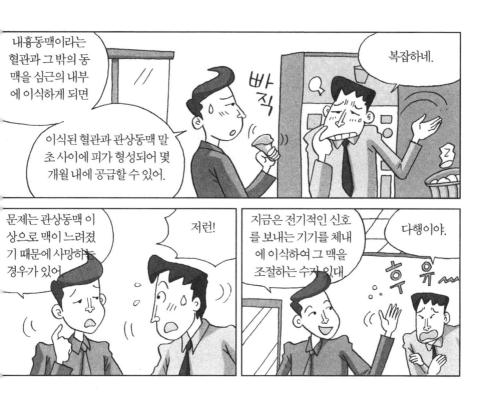

증가 한다고 해서 반드시 주된 중세인 관절의 격통 발작이 보여 지는 것은 아니다. 이 병은 유전적인 요소나 그 관절 부분의 혈액 순환과 밀접한 관계가 있다.

 급성통풍 발작은 혈액 중에 요산이 증가하는 상태가 오랫동안 지속 되면 발작이 거듭 된다. 더구나 요산이 신장에 고이게 되면 후에 요 독증으로 진전되므로 혈액 중에 요산의 양을 낮추도록 하는 것이 가 장 우선적이다. 이것은 엄지발가락에 주로 많이 나타나고 다음이 발 목이다. 이외에도 무릎, 손가락, 손, 어깨 등에 나타난다. 이런 관절 염은 심한 통증이 생기는 것과 동시에 점차 붉게 되거나 나중에는 부

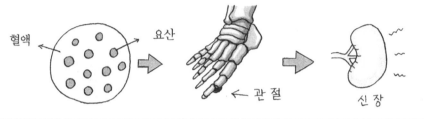

통풍은 혈액 중에 요산이 증가하여 관절이나 신장에 고여짐에 따라 관절 (엄지발가락 관절이 대부분)에 갑자기 통증을 가져올 뿐만 아니라 신장의 기능도 약화되는 질환이다.

혈액 → 요산 → 관절 → 신장

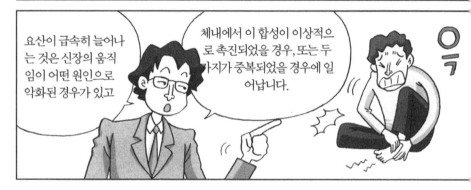

요산이 급속히 늘어나는 것은 신장의 움직임이 어떤 원인으로 악화된 경우가 있고

체내에서 이 합성이 이상적으로 촉진되었을 경우, 또는 두 가지가 중복되었을 경우에 일어납니다.

어오르게 된다. 38℃~40℃의 고열이 나고, 조금만 움직여도 심한 통증을 호소하게 되는데 이때는 콜히친을 복용하면 낫는다.

우리나라에서는 드물게 나타나고 있지만 그 수는 점점 증가하고 있는 추세이다.

여자보다 남자가 훨씬 걸리기 쉬운데 전체 환자의 90% 이상의 비중을 차지한다. 나이별로는 대부분이 30~60세이고, 직업으로는 회사원, 교수, 의사 등에게 많다. 또 육류를 좋아하는 사람이나 대주가로서 뚱뚱한 사람에게서 많이 볼 수 있다.

이 질환에서 식이 요법을 중요시하는 이유는 당뇨병과 마찬가지로

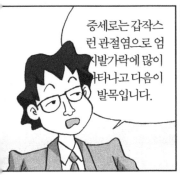

중세로는 갑작스런 관절염으로 엄지발가락에 많이 나타나고 다음이 발목입니다.

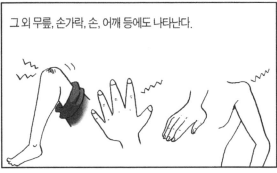

그 외 무릎, 손가락, 손, 어깨 등에도 나타난다.

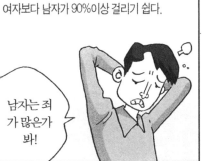

여자보다 남자가 90%이상 걸리기 쉽다.

남자는 죄가 많은가 봐!

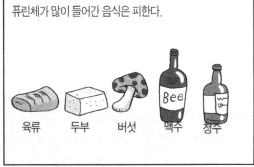

퓨린체가 많이 들어간 음식은 피한다.

육류   두부   버섯   맥주   정주

비만해지기 쉽기 때문이다. 비만이 되면 요산의 배설이 장애를 받아 더욱 심각한 결과가 초래되므로 영양 과잉이 되지 않도록 주의해야 한다.

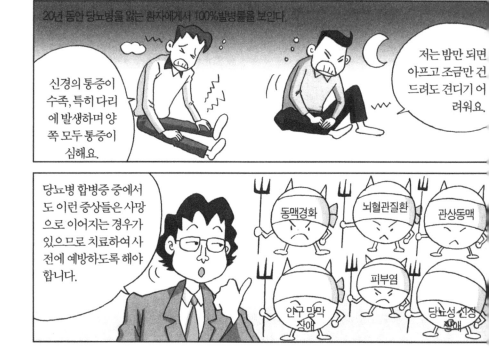

9) 당뇨병에서 오는 신경 장애

　당뇨병으로 인한 합법증 중 가장 흔히 볼 수 있는 질환으로 신경장애가 있다. 신경 장애 증상이 나타나서야 비로소 당뇨병을 알았다고 하는 경우가 적지 않다. 20년의 당뇨병 증세를 가진 환자에게서 100%에 가까운 발병률을 보이는 이 질환은 환자에게 있어서는 아마도 가장 큰 고통을 수반하는 합병증일 것이다.

　사람이 호소하는 자각 이상 중에 가장 많은 것이 수족의 저림증이나 냉감증이다. 지각이 둔해지거나 상실해 버리는 것도 당뇨병에서

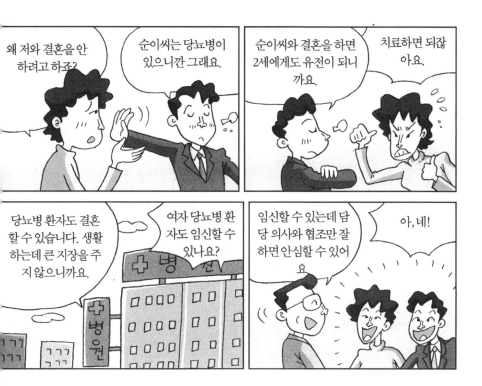

드물지 않다. 통증이나 열에 둔감해져서 상처를 입거나 화상을 입어도 화농시켜 버리는 일도 많아진다. 합병증 중에서도 동맥경화, 뇌혈관장애, 관상동맥질환, 안구 망막장애, 당뇨성 신장장애, 피부염(皮膚炎) 등은 무서운 증상들이다.

Q. 당뇨 궁금증 알아보기

소맥 배아유(비타민 E)는 지방 대사를 개선한다고 매일 먹고 있는데 당뇨병이 있는 사람이 건강식품을 이용할 때에 주의해야 하는 것은?

비타민 E는 확실히 지방 대사를 개선하는데 이것은 우리의 일상 식생활에도 포함되어 있다. 그러나 당뇨병이 있는 사람에게는 운동 요법 및 식이 요법에 의해 지방 대사의 개선을 하는 것이 바람직하다. 이런 건강식품은 가격도 매우 비싸므로 약에 의존하지 않고 식이 요법을 올바르게 하면 오히려 사용할 필요성이 없다.

임신과 당뇨병

당뇨병 환자의 결혼과 생활

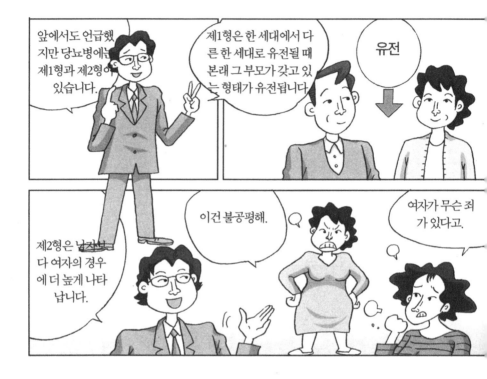

　당뇨병 환자 또한 결혼이 가능하며 합병증으로 발전하지 않는 한 결혼생활에 크게 문제를 주지 않는다. 그러나 결혼 전에 당뇨병 유전에 대한 상담을 받는 것이 좋다. 결혼할 사람은 둘 다 당뇨병 환자에 대한 지식을 갖고 있어야 하므로 배우자가 당뇨병에 대하여 잘 알지 못하면 사전에 충분한 지식을 갖도록 해야 한다. 선진국에서는 공포심을 떨쳐버리기 위해서라도 당뇨병 환자들끼리 결혼하는 것이 좋다고 하는데 이것은 서로의 이해가 깊은 만큼 치료에도 효율성을 가질 수 있기 때문이다.

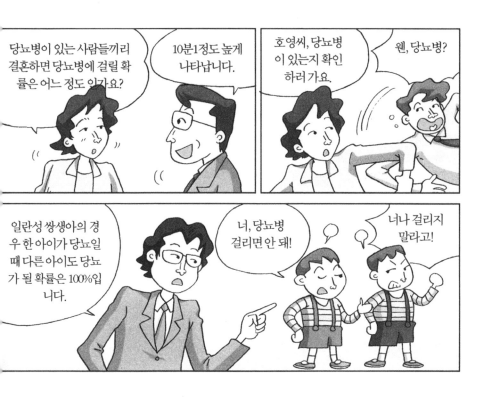

1) 임신과 출산

현대에 이르러 당뇨병 환자의 임신이 점차 쉬워지고 있다. 과거 당
뇨병 임부는 정상인보다 유산하는 사례가 많았을 뿐만 아니라 출산
후 유아의 사망률도 대단히 높았는데 이는 혈당 조절이 제대로 되지
않아서이다. 더구나 당뇨병 환자가 임신을 했을 경우에는 태아의 유
산, 조산, 사산 등을 일으키는 수가 있어서 인슐린 주사약이 발견되
기 전에는 결혼을 반대해 왔다.

당뇨병을 앓고 있는 환자가 임신을 했을 경우, 이상 임신이나 이상

분만을 가져올 우려가 있다. 또한 당뇨병이 없던 환자가 임신 때문에 당뇨병을 일으킬 수도 있으므로 임신과 분만을 무사하게 넘기기 위해서는 의사의 긴밀한 협조와 연락이 필요하다.

현대 의학의 발달로 산부인과에서의 경험 사례가 풍부해지고 더불어 신생아의 간호법도 발달한데다 산모를 담당하는 의사와 유아를 담당하는 의사의 상호협조가 충분히 이루어지고 있기 때문에 안심하고 임신을 할 수는 있지만 그렇다고 가볍게 여겨서는 안 된다. 일반적인 보통 임부보다 더 신경을 써야 하기 때문에 반드시 의사의 엄밀한 감독과 지시 사항을 따르도록 한다.

2) 유전과 치료

임신 후 산모들은 대부분 아이에게도 당뇨병이 유전되는 것에 대해 불안감을 떨치지 못한다. 당뇨병은 당장에는 나타나지 않으나 이후 합병증이 생길 수도 있으며, 특히 임산부가 당뇨병이면 아기가 사산되거나 불구로 태어날 확률이 높다.

태아의 약 30%가 성인이 되어서 발병되는 경우가 대부분인데 부부가 함께 당뇨병인 경우는 그 영향이 높을 수밖에 없다. 양쪽 부모의 유전성이 강한 경우 또는 눈이나 신장에 합병증이 있다고 한다면 태아에게 미칠 영향을 미리 생각해서 각별한 주의를 요하여야 한다.

당뇨병은 유전성 소인에서 온다. 유발하는 요인으로는 비만이나 감염증, 그리고 정신적 고통, 내분비 질환 등이다. 특히, 임신일 때 발병률이 높은 까닭은 인슐린 작용을 약하게 하는 호르몬이 태반이나 부신에서 많이 만들어지기 때문이다.

Q.당뇨 궁금증 알아보기

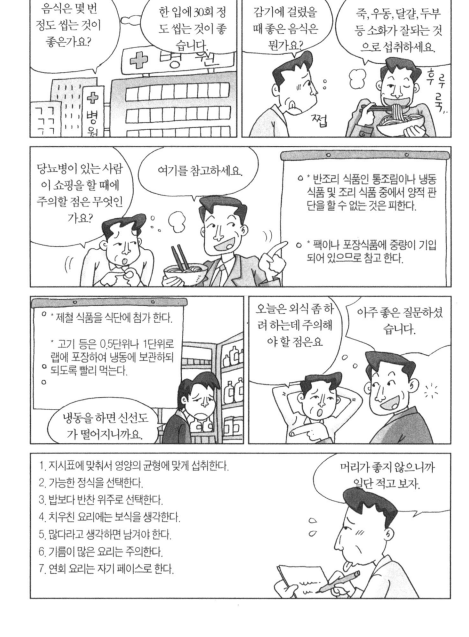

당뇨병의 치료방법과 부작용

당뇨병의 내복요법의 종류와 부작용

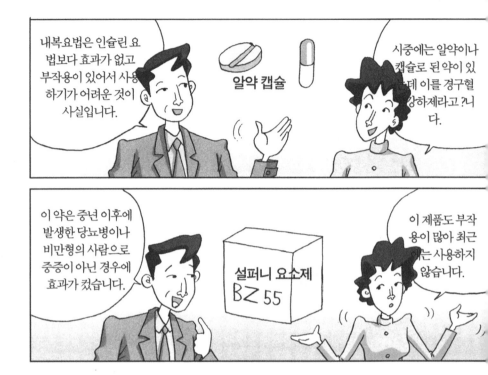

내복치료

 내복 요법은 일반적으로 섭취하는 약의 형태를 말한다. 이는 인슐린 요법보다 효과가 없고, 다소 효과가 있는 것이 있기는 하나 부작용이 있어서 사용하기가 어렵다. 그러나 최근에는 비교적 부작용이 적은 내복약이 개발되고 있어 치료에 새로운 빛을 던져 주고 있다.

 시중에는 알약이나 아니면 캡슐로 된 약이 있는데 이를 경구혈당강하제라 한다. 이것은 입으로 섭취하여 혈당을 낮추게 하는 약이다. 1920년 인슐린 주사약이 발명되기 이전까지는 주로 이 경구혈당강

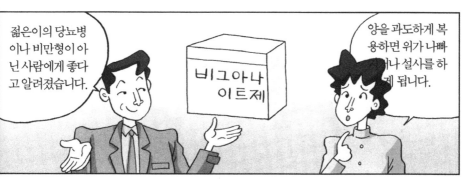

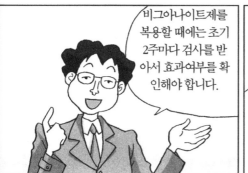

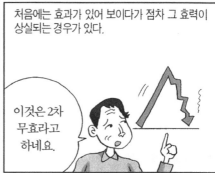

하제가 많이 이용되었으나 부작용이 우려되어 근래에는 인슐린을
더 많이 사용하고 있다.

　경구투약으로 현재 널리 사용되고 있는 내복약으로는 설퍼니요소
제계(sulfonylurea)와 또 다른 하나는 비그아나이트제계(biguanide)
의 두 가지가 있다. 이는 화학 물질의 하나이며, 투여 시 의사의 지시
가 절대적으로 필요하다. 이러한 내복약들은 체내에 장기간 머물게
되는데 이에 따라 부작용이 생길 수도 있을뿐더러 특히 신기능이 좋
지 않은 당뇨병 환자들은 그 양이 축적되어 항상 저혈당증을 일으킬
위험이 있다. 이와 같은 약제들의 부작용이 심해지면 발진, 위장 장

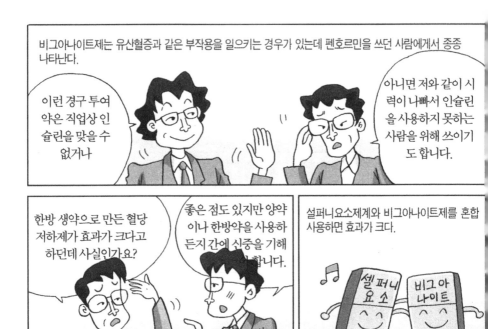

애, 간장 장애, 골수 장애 등으로 악화된다.

(1) 설퍼니요소제

1955년 서독에서 혈당을 낮추는 치료약으로 발명된 설퍼니아미드 제의 일종으로 BZ55라고 한다. 이 요소제는 특히 중년 이후에 발병 한 당뇨병이나 비만형의 사람으로 그다지 중중이 아닌 경우에 그 효 과가 컸다. 그러나 그 이후 이것도 부작용이 많이 발견되어 최근에 는 거의 사용되지 않고 있다.

1956년에는 설퍼니요소제계 중의 하나인 돌부타이마이드(D860)가

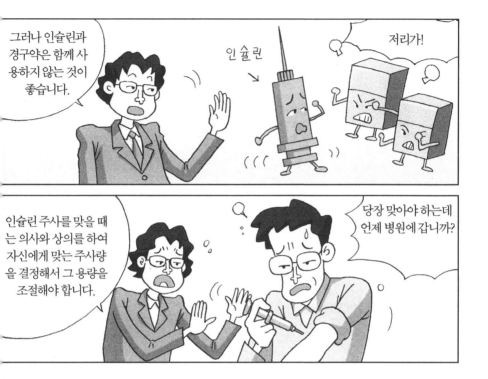

개발되었는데 그 작용은 BZ55보다 조금 약하지만 부작용이 거의 없어 최근에는 전 세계적으로 널리 사용되고 있다. 그 후 연구가 계속되어 클로르프로마이드, 아세트헥사마이드, 트라자마이드 등의 좋은 약제가 이어서 개발되었다. 이렇게 요소제(尿素制)가 끊임없이 개발되기는 하였지만 결코 인슐린보다는 효과가 낮지 않고, 또 모든 당뇨병에 효과가 그리 좋지 않았다.

설퍼니요소제 제품들은 부작용이 아주 적은 편인데 위장 장애, 식욕 부진, 피부의 발진, 가려움증 등이 있으며, 그 외 약간의 외부 작용이 나타난다. 부작용은 오히려 비그아나이트제계의 약물에서 더 많이 볼 수가 있다. 가장 흔하게 볼 수 있는 것이 구역질과 구토로서 특히 많은 양을 사용했을 때 잘 나타난다. 또 헛방귀가 자주 나오면서 배가 부르고, 설사를 하게 되는 수도 있으며 위장이 약한 환자들에게는 특히 증세가 심하다고 할 수가 있다. 이러한 증세는 약을 줄이거나 중단하게 되면 곧 소실된다.

부작용으로는 위장 장애에 더 많이 나타나는데 발진이나 유산혈증을 일으킬 수가 있으므로 이 약제는 단독으로 사용하기보다 인슐린류와 같은 약제와 병용하여 사용하면 그 효과가 크다.

(2) 비그아나이트제

비만이 아닌 사람이나 젊은 당뇨병자에게 효과가 좋은 약이다. 종류로는 메르빈, 아베탈, 인슐로이드, 인슐로이드 M, 클레본 등이 있다. 근래에는 펜호르민, 메트호르민, 부호르민 등의 비그아나이트제계가 개발되었다. 이것들은 설퍼니요소제계와는 여러 가지 차이점이 있다.

이를테면 설퍼니요소제계는 정상적인 혈당을 정상 이하로 낮추지는 못하는데 반해 비그아나이트제계는 저혈당증을 일으키는 부작용은 없다. 그러나 다른 부작용은 설퍼니요소제계에 비하여 많은 편이며 양을 과도하게 복용하면 위가 나빠지거나 배가 불러지거나 설사를 하게 된다. 따라서 비그아나이트제는 설퍼니요소제계로도 잘 낫는다고 할 수 있는 당뇨병이나 인슐린 주사만으로는 치료되지 않는 당뇨병 혹은 과식 비만의 경향이 있는 당뇨병에 효과가 뚜렷하게 나타난다. 이 내복약을 복용할 때는 사용 초기 2주마다 검사를 받아서 그 효과 여부를 확인해 보아야 한다. 처음에는 효과가 있어 보이다가 점차 그 효력이 상실되는 경우가 있는데 이것을 '2차 무효'라고 한다.

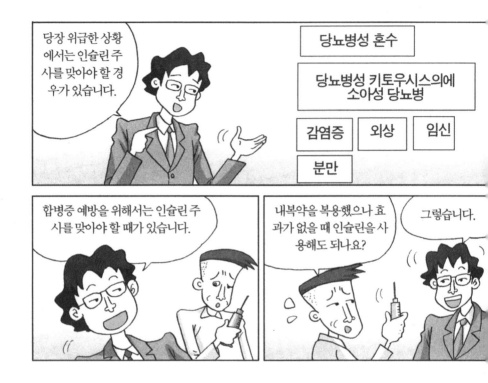

(3) 화학약품의 독성으로 인한 부작용

　화학 약품으로 만들어진 약은 그에 따르는 부작용이 나타나는 경우가 많다. 이것은 화학 약품의 독성이라고 하는 것에 의해 환자가 고통을 호소하게 되는 것이다. 예를 들어 가장 일반적으로 아스피린은 진통 진정제로는 그 효과가 좋으나 위가 약한 사람이 다량 복용하게 되면 오히려 통증을 가져온다. 또 클로르마이신은 장티푸스에서는 없어서는 안 될 항생제이지만 이것을 과다 복용하면 재생 불량성 빈혈을 일으키게 된다.

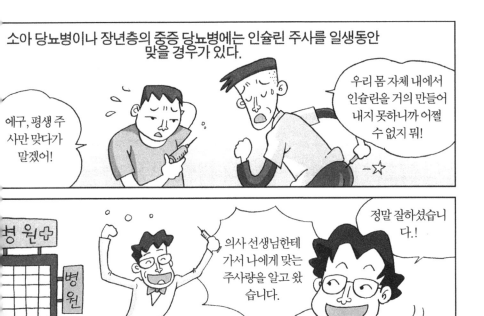

비그아나이트제계는 유산혈증과 같은 부작용을 일으키는 경우가 있는데 펜호르민을 쓰던 사람에게서 종종 나타난다. 이런 경우 투여약은 직업상 인슐린을 맞을 수 없거나 아니면 시력이 나빠서 부득이 인슐린을 사용하지 못하는 사람을 위해 쓰이는 것이 대부분이다.

한편 한방에서의 당뇨병 처방을 보면 황백(동백나무 뿌리), 인삼, 과일 껍질, 고구마 등에 혈당을 저하시키는 성분이 들어 있다고 하여 한방 생약으로 이용되고 있다. 그러나 양약이나 한방약, 또는 내복약 중 어떤 약을 사용하든지 간에 신중을 기해야 한다. 설퍼니요소제계와 비그아나이트제를 혼합하여 사용하면 효과가 크다. 그러나 인슐린과 경구약은 함께 사용하지 않는 것이 좋다. 같이 사용하면 복잡해져 하나만 쓸 때보다 그 효과가 적기 때문이다.

내복약제도 오늘날에는 효과 시간이 길고 간편한 것이 개발되었지만 신장 기능이 약화되기 쉬운 노인에게는 그만큼 체내에 축적될 가능성도 많고 뜻하지 않은 위험을 초래하는 일도 있다. 그러므로 환자 임의대로 약의 용량을 조절하거나 종류를 바꾸는 일이 없도록 명심하여야 한다.

당뇨병의 인슐린 치료와 부작용

인슐린이 발견되기 전까지 당뇨병이 있었던 사람들은 단순히 살아 남기 위해 거의 굶다시피 하여 몸을 지탱함으로써 많은 당뇨병 환자들이 아까운 생명을 잃었다. 과거 영국 의사들의 당뇨병 환자 진찰 기록을 보면 '혼수' 라는 단어만 보일 정도로 당시의 당뇨병 혼수상태는 심각했다. 이것이 20세기 전의 일이었는데 이때는 이 당뇨병에 걸렸다하면 먹지 못해서 마치 뼈만 남은 유령의 모습처럼 되었다.

인슐린이 만들어지기 전까지 사람들이 할 수 있었던 것은 식사량을 최대한 줄이거나 조금이라도 들어있는 당분을 없애기 위해서 고기를 썻고 또 씻는 것이 최선의 방법이었다. 특히 제1형 당뇨병인 연소형 당뇨병은 특히 어린이들에게 많이 나타나서 그들을 고통스럽게 했다. 그것은 전염병 감염에 의해 쉽게 걸렸는데 저항력이 약했던 어린이들은 거의 이겨내기가 어려웠고 이로 인한 당뇨성 산혈증과 당뇨병성 혼수는 가장 위험한 것이었다.

당뇨병은 일단 발병하면 낫기는 어려운 병이다. 그렇다고 아주 절망적이라고 할 수는 없다. 다만 감기가 떨어지는 것처럼 쉽게 낫지 않는다는 말이다. 치료에 있어서 이 병은 재발되기 쉬우므로 당뇨병의 증세가 사라지고, 소변 속의 포도당이 검출되지 않는다 하더라도 섭생에 유의하지 않으면 안 된다. 의사의 지시에 의해서 정확한 섭생과 치료를 꾸준히 계속해야 한다. 지시된 일정한 섭생이 이루어지기만 하면 건강한 사람과 같은 생활을 할 수 있다.

올바른 치료 방법이란 근시안인 사람이 눈에 알맞은 안경을 쓰는 것과 같은 이치로 체내 인슐린 부족을 해소하고 혈당을 될 수 있는 한 정상 수치에 가깝게 만드는 것이다. 이것은 정기적으로 검사 받고 체크하는 데에는 그 기준으로 다음의 다섯 가지를 살핀다.

① 당뇨병의 증세인 구갈이나 무기력이 없다.

② 식전의 소변에 포도당이 검출되지 않는다.

③ 아침 식사 전의 혈당치가 건강 상태이다.

④ 혈액 속의 콜레스테롤이 정상 범위 이내에 있다.

⑤ 지나치게 살이 찌지 않는다.

이상과 같은 상태를 체크하기 위해서는 2주에 1회, 또는 1개월에 1회 정도는 반드시 검진을 받아야 한다.

1) 인슐린의 필요성과 투여시기

당뇨병성 혼수, 당뇨병성 키토우시스 외에도 소아성 당뇨병, 당뇨병으로 인한 감염증이나 외상, 임신, 분만 등의 경우에는 인슐린 주사가 절대적으로 필요하다. 또한 꼭 인슐린 주사를 하지 않아도 될 경우에는 합병증 예방을 위해서라도 인슐린 주사를 해야 할 때가 있다. 또 내복약을 투여해 보았으나 효과가 없을 때도 이 인슐린을 사용하게 된다.

인슐린은 혈당을 수백억 개의 세포 속에 들어가게 하여 연료로서 사용 하는 데는 반드시 필요한 호르몬이라고 할 수 있다. 한편 혈당은 우리가 먹은 음식에서 생성되며 이는 체내 에너지원의 주요 공급원이다. 오랜 시간에 걸쳐 혈당이 너무 증가하면 눈, 피부, 신장, 신경기능 등에 이상을 일으키고 이와는 반대로 또 너무 감소하면 실신, 현기, 오심, 신경 경련, 의식 상실 등의 증세를 나타낸다. 그러므로 무엇보다 혈당을 될 수 있는 한 정상 위치에 가깝도록 해야 한다.

인슐린은 혈당을 낮추고 음식은 혈당을 높여주는 역할을 한다. 그래서 우리가 먹은 음식과 인슐린이 서로 균형을 이루어야 혈당 조절이 잘 이루어지는 것이다. 혈당이 너무 자주 나타날 때나 혹은 혈당이 지속적으로 높을 때는 인슐린의 주사량을 재조절하거나 식사 습관을 조절해서 혈당을 정상 수준으로 맞추어야 한다.

일반적으로 혈당이 너무 많이 내려가면 저혈당증이 나타나는 경우가 있다. 이런 상태는 식사 직전으로 혈당을 다시 높이기 위하여 음식물을 섭취해 주어야 할 때이다. 또 운동 중이거나 운동 후 근육이 너무 많은 에너지를 소모했을 때에도 마찬가지이다. 그러므로 이때는 식사 시간을 정확하게 지키는 동시에 가외로 다소 약간의 음식을 먹어 주도록 한다.

 당뇨병이 없는 사람들은 자기 스스로 인슐린을 분비하는 능력이 있어 혈당 조절이 자연적으로 이루어지고 있으나 당뇨병 환자는 인슐린을 분비하는 작용이 약화되어 있으므로 부족한 만큼의 인슐린과 섭취하는 음식 사이의 조화를 스스로 알아서 적응해 나가야만 한다. 일단 인슐린을 너무 많이 투여하면 그것이 체내에서 다 쓰일 때까지 혈당을 낮추어 주는 작용이 계속 된다. 반면에 용량이 충분하지 못하면 혈당이 정상까지 내려가지 않는다. 그러므로 인슐린을 맞아야 하는 당뇨병 환자의 경우는 의사와 상의를 하여 자신에게 가장 알맞은 인슐린의 주사량을 결정해서 그 용량을 조절해야 한다.

2) 당뇨병의 인슐린의 종류와 효과

① 속효형 인슐린

벤로슐린, 액트라피드, 이스디린, 휴마린 R 등은 반응이 빨리 나타나고 지속하는 시간이 짧다. 30분 후에는 효과가 나타나기 시작해서 대개 8시간 후까지 계속된다.

최대 효과를 얻을 수 있는 때는 3~5시간 후로 지속이 짧기 때문에 이 종류의 인슐린만을 사용할 때는 식전마다 주사가 필요하다. 당뇨병성 혼수나 고혈당증 또는 혈당을 효과도 보면서 빠르게 내릴 때에 이용하는 경우도 있다.

② 지속형 인슐린

아연, 울트라덴체, 프러타민 등은 반응할 때까지 시간이 걸리지만 효과는 오래 지속하여 지속형 인슐린이라고도 한다. 주사 후 3~5시간에 효과가 나타나기 시작해 서서히 약해지면서 36시간 후까지, 때로는 좀 더 오래 계속된다.

최대 효과를 얻을 수 있는 때는 14~20시간 후로 지속 시간이 너무 길어서 평상시에는 오히려 불편하므로 최근에는 그다지 사용되지 않는다.

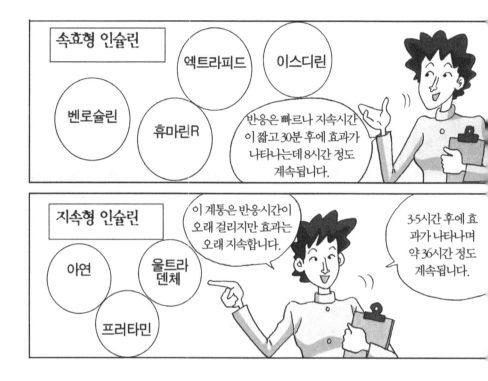

③ 중간형 인슐린

렌테인슐린, 모노타드휴먼, 휴마린 N, NPH인슐린 등은 속효형과 지속형의 중간형으로 1시간에서 1시간 30분 사이에 반응이 나타나기 시작한다. 8~12시간 후에 최대 효과에 이르고 갈수록 차츰 효과를 약화시키면서 24시간 후까지 지속한다.

그 외에 속효형과 중간형의 성질을 모두 가지고 있는 2상성 인슐린도 있다. 또한 이런 것을 혼합하거나 하루에 몇 번 주사하는 경우도 있다. 이렇게 해서 건강한 췌장의 인슐린 분비에 가능한 한 접근시킨다.

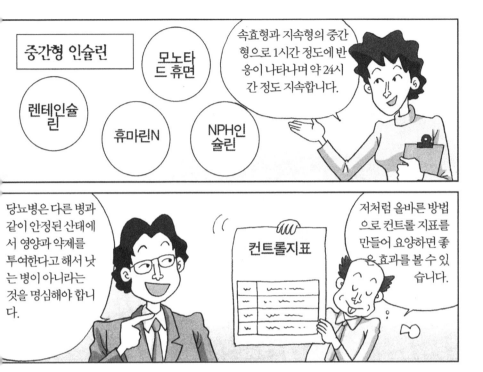

  예를 들면 어떤 환자는 아침저녁으로 2회를 주사하고 있다. 모두 속
효형과 중간형을 혼합시킨 인슐린이지만 아침과 저녁에서는 전체량
도 혼합의 비율도 모두 다르다. 인슐린의 종류, 주사의 횟수, 시간,
양 등은 의사의 지시에 따른다.

  보통은 하루 1~2회, 그러나 의존형 당뇨병의 초기는 증상이 안정할
때까지 하루 여러 번의 주사를 하는 경우도 있다. 또한 의존형의 일
종으로 '브리틀형' 이라고 불리는 것은 혈당치가 매우 불안정하여
하루 여러 번의 주사를 필요로 한다.

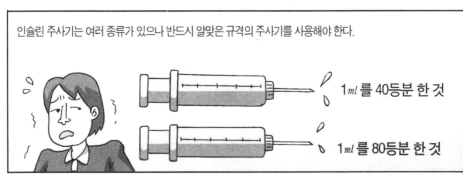

인슐린 주사기는 여러 종류가 있으나 반드시 알맞은 규격의 주사기를 사용해야 한다.

1㎖ 를 40등분 한 것

1㎖ 를 80등분 한 것

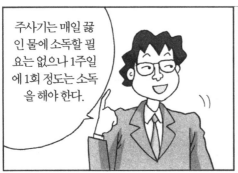

주사기는 매일 끓인 물에 소독할 필요는 없으나 1주일에 1회 정도는 소독을 해야 한다.

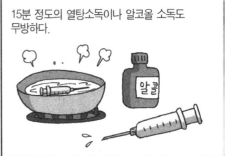

15분 정도의 열탕소독이나 알코올 소독도 무방하다.

알콜

3) 주사기의 종류와 사용방법

(1) 인슐린 주사기의 종류

인슐린 주사기는 여러 가지 종류로는 유리제 주사기나 일회용 플라스틱 주사기를 비롯하여 용량에 따른 주사기로서는 1cc, 5cc, 10cc 같은 주사기가 사용되고 있다. 요즘은 대개 한 번 쓰고 버리는 1회용 플라스틱제 주사기가 흔히 쓰인다. 인슐린 주사를 맞아야 하는 당뇨병 환자들은 반드시 알맞은 규격의 주사기를 사용해야 한다.

현재 우리나라에서 구할 수 있는 1회용 인슐린 주사기는 두 가지 종

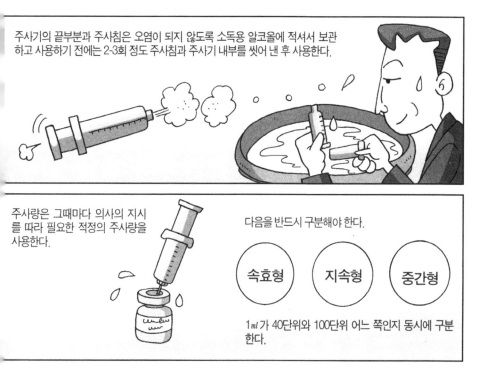

주사기의 끝부분과 주사침은 오염이 되지 않도록 소독용 알코올에 적셔서 보관하고 사용하기 전에는 2-3회 정도 주사침과 주사기 내부를 씻어 낸 후 사용한다.

주사량은 그때마다 의사의 지시를 따라 필요한 적정의 주사량을 사용한다.

다음을 반드시 구분해야 한다.

속효형   지속형   중간형

1㎖가 40단위와 100단위 어느 쪽인지 동시에 구분한다.

류가 있는데 하나는 눈금이 1ml를 40등분 한 것과 또 하나는 80등분 한 것이다. 이것은 사용하는 인슐린이 1ml당 40단위와 80단위의 두 가지 유형으로 되어 있어 사용하기에 편리하도록 만들어진 것이다. 다음은 인슐린 주사에 즈음해서 준비해야 할 것들이다.

① 인슐린액.

② 인슐린 전용 플라스틱제의 디스포저블 주사기(단 1개 40단위용과 100단위용이 있음).

③ 살균, 소독 솜, 소독용 알코올 솜을 일반적으로는 사용하지만 가능한 한 휴대나 보존에 편리한 '아이데스와브'를 이용한다. 70%의

이소프로파놀에 의해 우수한 살균 효력을 얻을 수 있는 1포씩의 알루미늄 팩 제품이다. 안쪽을 사용할 수 있음으로써 2번 닦을 수 있다. 환자가 자기 주사, 자기 채혈을 할 때에도 도움이 된다.

(2) 소독과 보관

주사기는 최소한 1주일에 1회 정도는 소독을 하도록 한다. 15분 정도의 열탕 소독이 좋으며 알코올 소독도 무방하다. 주사기의 끝부분과 주사침은 오염의 되지 않도록 소독용 알코올에 적셔서 보존하고 사용하기 전에는 2~3회 정도 주사침과 주사기의 내부를 씻어 낸 후 사용한다.

여행 시에는 의료기 구점에서 인슐린 주사 전용의 일회용 주사기를 구입하여 사용하면 된다. 1회용 주사기는 약하고 소독할 수도 없는 데다 침도 그대로 꽂힌 채 한 번 사용하면 그만이지만 여행할 때에는 굳이 소독하지 않아도 되므로 편리하다.

매일 소독하기가 귀찮으므로 번갈아 가며 사용하는 것이 좋다. 소독 방법은 주사침을 우선 깨끗하게 닦고 용기에 물을 넣은 다음 끓여서 그 안에 주사침을 넣는다. 건져 놓은 주사침은 다른 병에다 알코올 솜에 싸서 잘 보관한다.

최근에 나온 외제 인슐린은 직사광선만 피하면 오래 보관하여 사용할 수 있다. 그러므로 인슐린 한 병을 쓸 때까지 보관만 잘하면 변질할 염려는 없다. 여행 중에도 인슐린을 휴대할 수는 있으나 기온이 섭씨 60℃ 이상의 장소에서는 변질하게 되므로 유의해야 한다. 보관 중인 인슐린 병은 냉장고(2℃~8℃) 내에서 보관해야 여러 달 두어도 아무 이상이 없다. 인슐린이 얼어서도 안 되지만 찬 인슐린을 그대로 주사해서도 안 된다. 만약 찬 주사약을 그대로 주사할 경우에는 주사 맞은 자리가 움푹하게 패이기 때문이다.

(3) 주사용법

① 주사량과 주의점

혈당 조절을 위하여 인슐린 주사를 사용한다. 가장 이상적인 치료는 적정한 양의 노동과 음식섭취, 낮 동안의 필요한 에너지를 이용하고 저장하는 데 필요한 인슐린의 양을 충분하게 공급하는 일이다.

치료의 목표를 위해서는 혈당을 거의 정상에 가깝도록 유지하는 데에 중점을 두면서 하루에도 여러 번 인슐린 주사를 맞아야 한다. 중요한 점은 주사약을 한꺼번에 초과해서 맞아서는 안 된다는 점이며, 저혈당증을 너무 신경을 쓴 나머지 인슐린을 기준량보다 약하게 투여해서 불안정한 치료를 해서도 안 된다. 혈당치가 수시로 변하기 때문에 그 때마다 의사의 지시를 따라 필요한 적정의 주사량을 사용한다.

② 인슐린 주사의 횟수

인슐린 비의존형 당뇨병 환자의 개인에 따른 경과를 관찰해보면,

비만이나 건강한 경우, 약간 비만하고 당뇨병이 시작된 경우, 당뇨병인 경우의 세 시기가 있다. 각 시기에 인슐린 분비량이 달라서 두 번째 무렵은 오히려 비교적으로 고인슐린 혈증이 되고, 마지막에는 인슐린 분비가 결국 저하한다.

인슐린 비의존형 당뇨병이 되어 식사, 운동, 경구 당뇨병 약의 방법을 쓰면 차츰 신체가 말라가며 표준 체중의 5%~10~가 떨어지는 경우가 있다. 이때 인슐린 주사가 필요해지는 것은 당뇨병에 수반하는 혈관 합병증을 막기 위해서 빼놓을 수 없기 때문이다. 이러한 고인슐린 혈증의 경우 불필요한 인슐린을 사용하지 않도록 주의한다.

예를 들어 30단위를 이용하는 경우에 아침 1회뿐인 주사로 끝내면 그 때 섭취한 식사에 대해서는 잘 듣지만 여분으로 과잉된 인슐린에 대해서는 고인슐린 혈증을 나타낸다. 이런 방법을 계속하고 있으면 오랫동안 위험을 낳는 경우도 생각할 수 있으므로 좀 번거롭더라도 아침, 점심, 저녁 3회에 나눠서 즉효형의 인슐린 30단위를 투여하면 필요한 때에 알맞은 양이 들고, 불필요한 때에는 정확한 인슐린의 혈중 농도가 낮추어지는 적절한 방법이 된다.

1일에 3~4회 주사하는 것은 환자 사이에서 귀찮은 일이지만 1회의 주사가 편리하다고 해서 끝내야 하는 문제는 아니다. 현재는 즉효형의 인슐린을 펜 형이나 프레시, 제트 등의 주사기로 간편히 할 수 있다. 인슐린 양을 어느 정도 많이 사용하는 사람은 쓸데없는 고인슐린 혈증 상태를 가능한 한 줄이기 위해서 자신에게 적당한 방책을 생각해야 한다.

  인슐린 주사는 적어도 하루 1회는 해야 한다. 특히 인슐린제의 종류가 속효형, 지속형, 중간형의 어느 쪽인지 확인하면서 1ml가 40단위와 100단위 어느 쪽인지도 동시에 구분을 한다. 또한 주사하는 인슐린의 단위 수와 시간도 반드시 지키도록 한다.

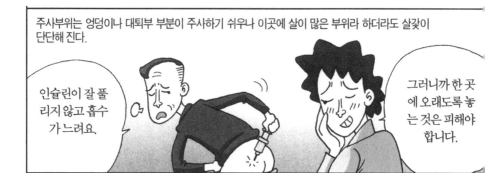

주사부위는 엉덩이나 대퇴부 부분이 주사하기 쉬우나 이곳에 살이 많은 부위라 하더라도 살갗이 단단해 진다.

인슐린이 잘 풀리지 않고 흡수가 느려요.

그러니까 한 곳에 오래도록 놓는 것은 피해야 합니다.

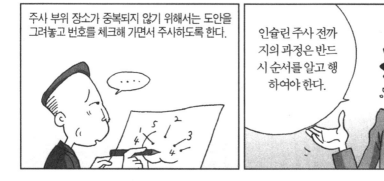

주사 부위 장소가 중복되지 않기 위해서는 도안을 그려놓고 번호를 체크해 가면서 주사하도록 한다.

.....

인슐린 주사 전까지의 과정은 반드시 순서를 알고 행하여야 한다.

(4) 주사 시 유의점과 주사부위

주사액을 사용 할 때 먼저 주사액의 병을 두 손 사이에 끼고 비비듯이 천천히 돌려 액을 섞게 된다. 이때 병을 흔들어 거품을 내면 안 되므로 특히 주의한다. 인슐린 주사는 매일 일정한 시간에 행하되 주사할 때는 눈금이 정확한 튜버클린 주사기를 사용하도록 한다.

평균적으로 주사 바늘의 길이는 대개 1.2~1.2cm로 짧아서 피하 주사할 때 너무 깊이 들어가지 않도록 되어 있다. 주사침은 가늘수록 통증이 덜 하지만 잘못 찔러 넣으면 주사침을 종종 휘게 할 수 있다.

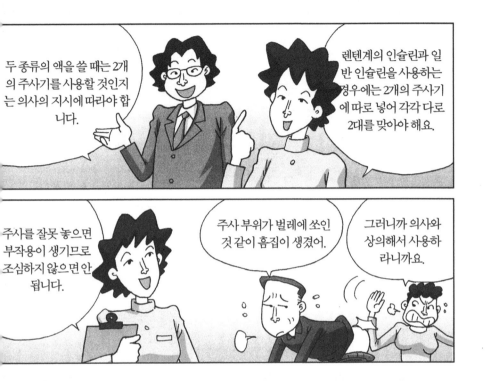

휘어지면 주사침과 주사기 사이를 연결하는 침 부위가 끊어져 살갗
속으로 파묻힐 위험성이 있으므로 여기서는 각별한 신경을 기울이
지 않으면 안 된다.

주사 부위는 엉덩이가 가장 좋은데 이는 살이 깊고 모세 혈관이 그
리 많지 않기 때문이다. 대퇴부 또한 주사하기도 쉽고 살이 많아서
좋다. 그러나 인슐린 환자는 장기간 주사를 맞아야 함으로 아무리
살이 많은 부위라고 하더라도 살갗이 단단해지면 인슐린이 잘 풀리
지 않고 흡수가 느리게 된다. 따라서 주사를 한 곳에 오래도록 놓는
것은 피해야 한다.

주사를 놓는 곳은 엉덩이부터 시작하여 허벅지 위에서 아래까지, 어깨 부위나 뱃가죽도 좋다. 단, 시술 자리를 많이 활용하기 위해서는 가능한 한 장소를 아껴야 한다. 그러므로 위에서부터 아래로, 즉 계단식으로 점점이 내려오면서 투여하는데 어깨 아래 부위나 뱃가죽에도 마찬가지로 한다. 허벅지 다리는 무릎 위로 너무 가까이 가지 않는 것이 좋고, 피부가 너무 얇은 곳은 직각으로 침을 놓지 말고 약간 비스듬히 꽂는다.

간혹 주사 놓은 자리가 단단해져서 풀리지 않으면 뜨거운 물수건으로 마사지를 해주면 그냥 문지르는 것보다는 훨씬 빨리 풀린다. 주사 부위 장소가 중복되지 않기 위해서는 사전에 도안을 그려 놓고 번호를 체크해 가면서 주사하도록 한다.

(5) 주사 단계

① 피부를 알코올 솜으로 닦아낸다.

② 손가락은 연필을 쥔 것처럼 주사기를 꼭 잡는다. 주사기가 옆으로 손바닥 위에 있으면 주사침이 충분히 깊숙하게 들어가지 않을 수 있다.

③ 다른 한 손으로는 소독된 피부를 집어 올린다.

④ 집어 올린 피부의 각도가 약 60도가 되도록 주사기를 잡는다. 이것은 오른 손에 주사기를 쥐고 왼쪽 다리에 찌를 때는 약간 위쪽을 향하게 하면 편리하다.

⑤ 주사 바늘을 약간 찔렀을 때 만약 통증이 심하면 주사기를 다시 뽑고 조금 옆에서 다시 찔러본다. 약간 찔렀을 때 통증이 있는 것은 그곳에 작은 혈관이 있는 것이므로 이런 경우에 주사약을 투여하면 멍들기가 쉽다.

⑥ 찌를 때 별로 통증이 없을 경우에는 한 번에 바늘 끝까지 찔러 넣는다.

⑦ 한 손을 피부를 집어 올리면서 주사기를 찌른 손의 엄지손가락 끝으로는 주사기 피스톤을 약간 뺀다. 이때 만약 주사기 끝에 혈액이 조금이라도 섞여 올라오면 주사 바늘이 혈관에 들어간 것이므로 곧 주사기를 뽑아내고, 다른 곳에 주사하도록 한다.

이때 피스톤을 뽑는 힘은 아주 가벼워도 되며 만약 힘주어서 빼더라도 혈액이 올라오지 않으면 이것은 혈관에 꽂히지 않았다는 것이 므로 서서히 밀어 넣는다.

⑧ 주사 후 집어 올렸던 피부를 놓아서 제자리에 돌아가게 한다. 한 번에 주사기를 뺀 뒤 알코올 솜으로 주사 부위를 꼭 눌러주되 이 때는 가능한 한 문지르지 말고 그대로 지그시 눌러 피가 나지 않도록 한다.

⑨ 만약 1회용 주사기를 사용했을 때는 그대로 버리면 찔릴 염려가 있으므로 주사 바늘을 구부려 주사기를 찌그러뜨린 후 버린다.

⑩ 유리 주사기를 사용했을 때는 바늘을 꽂은 채 약 15~20번 피스 톤 질을 하여 주사기 속에 남아있는 인슐린을 모두 밖으로 빼도록 해 야 한다.

(6) 인슐린을 주사기로 옮기는 방법

① 손을 깨끗하게 씻고 손에 물기가 없도록 한다.

② 에틸알코올 솜으로 인슐린 고무 병마개 부위를 깨끗하게 하고 주사침도 닦는다.

③ 인슐린 병을 6~7회 이상 여러 번 흔들어 혼탁액이 없도록 한다. 이때 지나치게 흔들면 주사병 안에 거품이 일어 주사기 안에 공기가 들어갈 위험이 있으므로 가능한 한 주사병 안에 공기방울이 생기지 않도록 한다.

깨끗한 인슐린이라면 침강물이 없다. 반대로 뿌옇게 보이지 않거나 침강물이 보이는 주사약은 버리도록 한다. 이것은 주사 병마개를 통하여 알코올이 혼입이나 세균 침입이 우려되기 때문이다.

④ 주사 바늘이 피부에 들어가는 부분에 손이 닿지 않도록 주의하며 주사기에 바늘을 꽂는다. 주사기의 피스톤을 넣었다 뺐다 하면서 주사기에 묻어있는 알코올을 증발시킨다.

⑤ 필요한 인슐린 용량만큼의 공기를 주사기에 넣는다.

⑥ 손으로 병을 꼭 잡은 후 침 끝을 수직으로 주사 바늘을 병마개의 가운데에 찌른 다음 주사기 속의 공기를 병 속에 밀어 넣는다.

⑦ 바늘을 꽂은 채 인슐린 병을 거꾸로 들고 주사기에 공기가 섞여 들어가지 않도록 주의하면서 정확한 양의 인슐린을 주사기에 서서히 뽑아 올린다.

이때 주사 바늘의 끝이 인슐린의 수면 아래에 있는지를 확인한다. 만약 주사기 속에 공기방울이 생기면 주사기를 가볍게 손가락 끝으로 튕겨 공기방울이 위로 올라가다 다시 병 속으로 들어가도록 한다.

만일 잘 안 될 때에는 주사기 피스톤을 다시 밀어 올려 공기를 병 속으로 밀어 넣은 후 다시 인슐린을 주사기 안으로 뽑아 올리도록 한다.

(7) 인슐린의 혼합과 사용

두 종류의 액을 쓸 때 렌테계의 인슐린과 일반 인슐린을 사용하는 경우에는 2개의 주사기에 따로 넣어 주사도 각기 따로 2대를 맞는다. 같은 렌테계의 2종류를 사용할 경우에는 1개의 주사기에 넣어서 섞는다. NPH 인슐린과 일반 인슐린을 섞어 쓰는 경우에도 1개의 l주사기를 사용하면 되지만 반드시 일반 인슐린을 먼저 넣은 후에 NPH 인슐린을 넣는다. 경우에 따라 두 가지 서로 다른 인슐린을 섞어서 사용하는데 이때 각기 다른 인슐린을 주사기에 옮기는 방법은 앞서 설명한 것과 같으나 다음 몇 가지를 더 주의하도록 한다.

① 한 가지는 탁한 인슐린이며, 또 하나는 맑은 인슐린으로 섞어서 맞도록 한다.
② 주사기에 정확하게 뽑아 올린 인슐린과 같은 부피의 공기를 각각의 인슐린 병에 먼저 주입한다.
③ 주사기에는 반드시 맑은 인슐린부터 뽑는다. 한 주사기에 두 가지의 서로 다른 인슐린을 담을 때는 주사기 속의 인슐린이 병 속으로 들어갈 수도 있다.
이때 탁한 인슐린병 속에 맑은 인슐린이 섞이는 것은 그 양이 적을 때는 문제가 되지 않으나 맑은 인슐린병 속에 혼탁한 인슐린이 섞여 들어가면 적은 양일지라도 맑은 인슐린이 혼탁해진다.

④ 처음 빈 주사기에 맑은 인슐린을 옮길 경우 실수로 너무 많은 양을 뽑았을 때는 지나친 양을 다시 병 속으로 밀어 넣어도 좋다.

그러나 맑은 인슐린을 주사기에 담은 후 탁한 인슐린을 실수로 너무 많이 뽑았을 때는 주사기 속의 인슐린 전부를 버리고 처음부터·다시 시작해야 한다.

⑤ 일단 정확한 양의 인슐린이 주사기에 옮겨지면 주사기를 병에서 뽑은 후 약간 여분의 공기를 더 주사기에 주입한다. 그리고 주사기를 상하로 서너 번 돌려 공기방울의 상하를 움직여 가면서 서로 다른 인슐린이 섞이도록 한다.

⑥ 인슐린이 일단 잘 섞이면 주사 바늘을 위로 들고 공기방울을 위로 보내어 공기를 주사기 밖으로 밀어낸 뒤 기포를 완전하게 없앤다. 이 때 주사할 인슐린의 정확한 용량을 측정하기 위해 피스톤을 조종하도록 한다.

⑦ 인슐린을 부위에 주사하는데 만약 혼탁해 있는 약물이면 미리 가볍게 흔들어서 균일하게 혼합시킨 뒤에 실시한다.

또 2종류의 인슐린을 혼합하여 주사를 할 경우 사용되는 일반 인슐린 주사액을 빨아들인 주사기를 프로타민아연 인슐린 병 속에 넣어 필요한 만큼의 양을 뽑는다.

주사는 피하주사로 하되 먼저 피부를 알코올로 소독하고 손가락으로 가볍게 집어 올린 뒤에 침을 눕혀서 꽂는다. 그리고 피스톤을 살짝 눌러서 혈액을 빨아들인 후 혈액이 비치지 않는 것을 확인한 다음에 천천히 주사액을 주입시킨다. 이때 주의할 점은 매일 같은 자리에 주사하지 말고 자주 주사 부위를 옮기는 것이다. 주사 바늘을 꼭 끼워 놓지 않으면 주사를 놓을 때 바늘이 빠져 인슐린이 샐 수가 있다. 이때는 주사를 다시 놓아야 하는데 주의할 것은 새어나간 분량을 적게 잡아야 한다. 새는 분량을 너무 많이 잡아서 다량의 인슐린을 주사하게 되면 저혈당증이 될 위험성이 높기 때문이다. 만약 주사기가 오래된 것이면 주사할 때 바늘이 부러질 수 있으므로 사용하지 않도록 한다. 만약 주사 중에 주사바늘이 부러지면 그 끝을 찢어 내도록 하고 그렇지 못할 때는 바늘이 들어간 자리를 표시하고 즉시 의사에게로 가야 한다.

4) 당뇨병의 인슐린의 부작용과 치료

당 부작용을 막기 위한 가장 중요한 점은 소독과 주사약의 변질이 없어야 한다. 또한 주사 맞은 자리가 뭉쳐져 있으면 약효가 퍼지지 않을 수 있다. 주사를 잘못 놓으면 부작용이 생기는 것은 당연한 일이므로 여러 가지 사항에 나타나는 부작용을 조심하지 않으면 안 된다.

(1) 피부 국소 반응

산성 인슐린 사용 시 주사 부위가 벌레에 쏘인 것같이 흠집이 생길 수가 있는데 이것은 몇 주가 지나면 저절로 낫는다. 이 경우 중성 인슐린으로 바꾸는 것이 좋으며 부작용이 발생한 만큼 바로 의사와 상의하도록 한다.

치료 초기인 첫 주에 국소 알레르기가 나타날 수 있다. 이때는 주사를 맞은 부위가 가렵고 주사된 자리에 빨갛게 작은 몽우리가 생기는데 이것은 인슐린을 조금 얕게 주사했기 때문에 생기는 부작용이다. 이것은 몇 주일이 지나면 소실하게 되므로 주사약을 바꿀 필요까지는 없다.

지방 위축은 특히 여자에게 많이 나타나며 Lentesk Pzi와 같은 장시간 지속형 인슐린을 사용했거나 지나치게 차가운 인슐린을 사용했을 때 나타난다. 피부가 움푹 패여 지는 것을 막기 위해서 인슐린 병을 실온에 보관해야 한다. 만약 피부가 움푹 패일 때는 그 부위에 더이상 주사를 하지 말고 그대로 두면 몇 주 후 회복될 수 있다. 지방위축은 고도로 정제된 인슐린을 사용한 경우에는 드물게 나타나는데 이것으로 바꾸면 패인 부분도 훨씬 빨리 없어진다.

반면에 지방비대증 아이들에게 특히 잘 나타난다. 좁은 범위에서 인슐린을 계속 주사하면 주사 부위에 섬유성의 뭉치가 생긴다. 이처럼 같은 부위에 계속 주사하면 흡수 속도가 느려져 인슐린의 작용을 예측할 수 없게 된다. 주사 부위를 바꾸지 않다가 지방괴가 형성된 후에 주사 부위를 바꾸면 새로운 부위의 인슐린 흡수가 너무 빨라 당뇨병의 조절이 어려워지는데 이렇게 되면 생각하지 못했던 저혈당증이 생길 수도 있다. 일단 형성된 지방괴는 계속 그 부위에 주사하지만 않는다면 여러 달에 걸쳐 서서히 사라진다. 인슐린은 어디에 주사를 놓든 멍이 들 수가 있다. 정맥 혈관과 같이 멍들 확률이 높은 곳에서는 절대 주사하지 않도록 한다.

(2) 전신적인 반응

전신적으로 인슐린 알레르기 반응과 인슐린 저항증의 두 가지 반응이 일어난다. 먼저 인슐린 알레르기 반응은 발진, 발열, 관절통 등이 나타나는 것이다. 이때 되도록 빨리 의사와 상의하여 진단 받도록 하는 것이 좋다. 반면 인슐린 저항증은 인공적인 주사 영양소를 섭취하며 나타나는 여러 가지 체내 문제발생이다. 일반적으로 3일 동안 연속해 매일 200단위 이상의 인슐린을 주사해야 하는 것은 인슐린에 대한 체내 항체가 형성되었기 때문이다.

고도의 정제된 인슐린을 주사하면 이런 문제는 해소되나 심한 저혈당증이 생길 우려가 있으므로 반드시 병원에서만 주사하는 것이 좋다.

건강한 사람의 췌장은 혈당을 조절하기 위하여 인슐린을 생산하는데 비하여 인공적인 인슐린 주사로 영양소를 흡수하게 하는 것은 역시 무리가 있다. 자연적으로 체내에서 인슐린을 생산해 영양을 처리하는 쪽과 외부에서 인슐린을 주사로 영양 공급을 받아 체력을 유지하는 것은 큰 차이점이 있는 것이다.

체내에서 언제나 적정량의 인슐린을 생산해 체력을 유지하는 것과는 달리 혈당이 빨리 바뀌어져도 인슐린을 내보낼 수 없다면 정상 유지가 어려운 것이다. 그러므로 환자는 언제나 공들여 식단을 짜야 할 필요가 있는 것이다.

오늘날에는 좋은 인슐린 제재가 개발되어 보통 아침 식전 하루 1회 주사를 통해 대개 만족할 만한 효과를 얻을 수 있다. 주사량이 많거나 주사한 후 식사가 늦어지거나 굶게 되면 심한 공복감을 느낄 수 있는데 이때는 두통, 식은땀, 수족의 떨림, 현기증 등이 나타난다. 혈당이 지나치게 낮아졌기 때문이다.

인슐린을 맞는 사람은 이처럼 불시에 닥치는 저혈당증 상태에 항상 주의하지 않으면 안 된다. 저혈당증이 갑자기 심하게 일어나면 의식을 잃게 되므로 이러한 혼수상태가 오지 않도록 의사의 지시에 따라 주사량을 평소 정확하게 맞아야 한다. 그래서 주사 후의 식사는 그만큼 중요한 것이다. 저혈당증 증세는 조금만 당분을 취하면 나올 수 있으므로 사탕이나 캐러멜, 엿 같은 것을 가까이 두고 먹도록 한다.

당뇨병의 개선과 통제

당뇨병 통제의 최저한도 지표

대사 이상에는 선천성 대사 이상과 후천성대사이상으로 나뉜다. 먼저 선천성 대사 이상은 체내의 정상적인 기능을 지속하기 위해서 필요한 효소나 몸을 구성하고 있는 단백질 등의 유전으로 인해 이상이 나타나는 병이다. 갈락토제혈증, 페닐케톤뇨증, 그밖에도 수십 종류가 알려져 있다. 후천성 대사 이상은 당뇨병과 같이 당질이나 지방질, 그 밖의 여러 가지 물질의 대사에 이상이 생길 때와 지방질 대사 이상이나 아미노산에만 발생하는 대사 이상, 요산의 대사 이상 등이 있다.

당뇨병은 인슐린 작용의 부족으로 야기되는 대사 이상으로 여기에 유전적인 배경의 소인에 여러 가지의 환경 인자가 작용하여 발병하는 것이다. 아직은 의료에 의해 완전히 치료될 가망성은 없기 때문에 이와 같은 이상 상태를 개선하기 위해서는 인슐린 작용의 부족을 유발하는 환경 인자를 피하도록 노력해야 한다. 그래도 불충분할 경우에 약제로서 인슐린을 보완하게 되는데 이러한 것을 '당뇨병의 컨트롤'이라 한다. 아래의 6가지가 당뇨병을 컨트롤할 수 있는 최저한도의 지표이다.

① 당뇨병의 증상이 완전히 없어지는 경우

② 공복 시의 혈당을 120mg/dl 이하, 60mg/dl 이상으로 유지

③ 하루의 요량을 20g 이하로 투입, 인슐린 사용은 10g 전후가 좋으

며 하루 5회를 검사하는 소변 중에 적어도 아침 식사 후의 요당만은 양성으로 나타나는 것이 바람직함.

④ 지방 대사가 정상적이며 요당에 아세톤체도 없어야 함. 또한 혈청 콜레스테롤이나 중성 지방도 정상이 되도록 함.

⑤ 표준 체중을 유지

⑥ 성인의 경우 정상적인 사회생활 소아의 경우 정상적인 발육

지금까지 당뇨병은 인슐린의 상대적 내지는 절대적 부족을 수반하는 당질 대사 장애라고 생각되어 혈당을 인슐린으로 낮추어 왔다. 즉 요당을 음성화시키는 것이 치료의 목표가 되었던 것이다. 그러나 현재의 당뇨병은 다른 병과 같이 안정된 상태에서 영양에 주의하여 약제를 투여한다고 해서 낫는 것이 아니므로 일상생활 속에서 바른 방법으로 요양하는 것이 기본이 되어야 한다. 그것을 지키지 않으면 반드시 예후도 좋지 않다는 것을 명심한다.

Q. 당뇨 궁금증 알아보기

당뇨병 환자가 외식 할 때의 주의점?

1. 지시표에 맞춰서 영양의 균형에 맞게 섭취한다.
2. 가능한 한 정식을 선택한다.
3. 밥보다도 반찬 중심으로 선택한다.
4. 치우친 요리에는 보식을 생각한다.
5. '많다' 라고 생각하면 '남기는 용기' 를 준비한다.
6. 기름이 많은 요리는 주의한다.
7. 연회 요리는 자기 페이스로 한다.

당뇨병의 필수 영양과 식단조절

당뇨병 영양소의 기능

당뇨병 치료와 균형 있는 식사

적당량 음식 섭취는 당뇨병 치료에 필수적인 요소다. 음식 섭취에 따라 인슐린의 투여 양이 달라지기 때문에 일정한 량의 조절이 필요한 것이다. 그러므로 무엇보다 적정량의 음식 섭취가 필요하다.

실제로 당뇨병 치료에는 다음과 같은 세 가지 요소가 작용을 하고 있다.

첫째, 환자 개개인에 대한 요인으로 치료 단계가 일정하지 않다.

둘째, 인슐린 주사나 경구 혈당제 투여가 있어야 한다.

셋째, 식이 요법인데 이것이 알맞게 유지되어야만 건강을 지킬 수 있다.

이 세 가지의 조화는 마치 평행봉에 올라온 것처럼 균형이 맞아야 하며 하나라도 무너지게 되면 당뇨병은 더욱 악화될 것이다. 또한 인슐린 양, 식사량, 운동량 및 몸의 상태가 혈당을 받쳐 주어야 한다.

사람의 몸은 성장과 유지를 위해서 올바른 재료 즉 영양제가 필요하다. 사람에게 도움을 주는 인체 재료는 무엇일까. 이는 단백질, 당질, 비타민, 광물질, 수분 같은 것이라고 말할 수 있다. 건강하고 튼튼해지려면 시기에 따라 적당하게 영양 재료가 잘 공급이 되어져야 한다.

영양이란 음식에서 나오는 것으로 이것을 열량이라고 부른다. 이러한 열량이 잘 공급됨으로써 건강한 체격을 유지할 수 있는데 우리는 그렇지 않다면 우리는 쉽게 피로감을 느끼고 쇠약해 지는 것은 물론 합병증도 일으키게 되는 것이다. 우리 몸의 열량은 대부분 당질과 지방에서 나온다. 그러나 인체의 모든 활동을 조절하기 위해서는 비타민이나 광물질 같은 요소도 역시 충분한 양이 필요로 요구되어진다.

비타민과 광물질은 거의 식물이나 식물성 식품에서 얻을 수가 있는데 바로 이런 이유 때문에 식물성 음식이 식사에 있어서 중요한 부분을 차지하는 것이다. 충분한 양의 광물질과 비타민을 충족하기 위하여 우리는 우리의 식품을 폭넓게 선택해야 할 필요성이 있다. 만일 우리가 살아가는 동안 이 일을 꾸준하게 끈기 있게 실행한다면 튼튼하고 건강한 몸을 유지하게 될 것이나 이와 반대로 충분한 양의 영양을 공급하지 못하면 건강은 고사하고 질병에 걸리거나 허약하게 될 것이다.

좋은 식사는 돈이 많아 좋고 나쁜 것보다는 어떻게 선택하여 적절한 요리를 하느냐에 달려 있다. 한마디로 칼로리 있는 식사를 균형 있게 하는가 못하는가에 따라 결정되는 것이다.

당뇨병의 에너지원 영양소

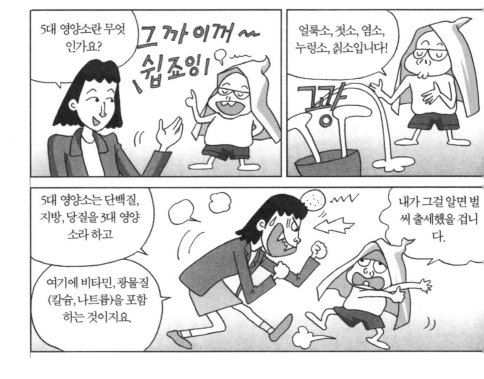

1) 5대 영양소

　인체에 필요한 에너지원은 단백질, 지방, 당질로 이를 3대 영양소라고 부른다. 이 세 가지가 소비되면 에너지원이 되는데 이것을 우리는 칼로리라 부른다. 그러나 이 3대 영양소가 체내에서 충분하게 활용되고 또한 이용되기 위해서는 비타민과 광물질이 필요하게 되는데 이들을 포함하여 5대 영양소라고 부른다. 비타민은 체내에서 영양소 이용을 보조하는 역할을 하고, 광물질은 효소를 보조하는 일을 담당하고 있다.

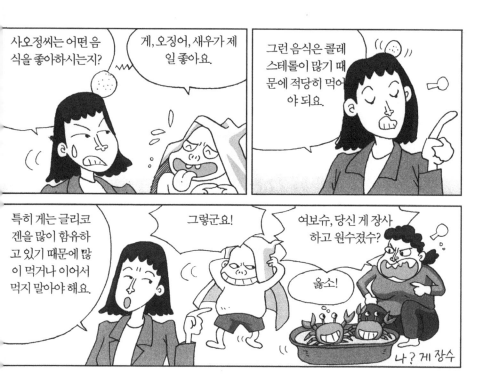

단백질은 쇠고기, 돼지고기, 닭고기, 오리고기, 생선 등의 육류와 계
란, 치즈 등에 많이 함유되어 있는데 당질은 포도당이 되고, 단백질
은 아미노산으로 분해되어 흡수되어 진다. 지질은 지방산으로 분해
, 흡수가 되는데 이 영양소가 사용될 수 없는 상황이 되면 우리 몸의
지방 속에 저장이 된다. 이것은 육류에 있는 지방질, 식용유 버터, 마
가린, 마요네즈, 베이컨, 튀김 요리 등에 주로 들어 있다. 이 지질은
당질이나 단백질 음식보다 같은 무게에 대하여 두 배 이상(9cal)의
열량을 낸다.

당질이 가장 많은 것은 주로 설탕, 과자, 잼 및 케이크 등을 꼽을 수

있다. 전분질 음식으로는 밥, 빵, 감자, 고구마, 옥수수, 팥, 국수, 크래커, 마가린, 우유 등이 있다. 당질은 가장 흔하고 싼 식품으로 가장 많이 애용된다.

2) 4cal 단백질의 기능

4cal/1g의 열량을 방출하는 단백질은 성인에 있어서 체중 1kg당 하루에 1g~1.5g을 섭취해야 할 필요가 있다. 올바른 식사는 하루에 필요한 양을 식사마다 나누어 섭취하는 것이 영양소 흡수율의 효과가 크며 과한 식습관은 좋지 못하다.

단백질은 위액의 펩신이나 췌장의 트립신 등의 소화 효소에 의해서 펩톤이나 폴리펩티드 같은 점차 작은 것으로 분해되어 진다. 이는 다시 장액이나 췌액인 아미노폴리펩티타제에 의해서 아미노산으로 되어 장관을 통해 흡수되며, 문맥을 지나 간장이나 다른 조직으로 보내어진다. 이곳에서 동물 특유의 체단백으로 재형성되는 것이다. 이렇게 하여 만들어진 체단백은 당질이나 지방과는 달리 동물의 종류에 따라, 또 개인에 따라 차이가 있다. 따라서 만일 다른 동물 단백이 그대로 몸 안에 흡수되면 이종 단백으로서 항원항체반응이 일어난다. 내장 이식 때 볼 수 있는 거부 반응이 그 경우이다.

생물이 활동을 하며 살아가기 위해서는 에너르기가 공통적으로 필요하다. 세포 단위 또한 공통의 성질을 갖고 있는 데 예를 들어 단백질을 합성하는 경우 또한, 단백질 하나만으로 이루어지는 것이 아니라 에너지가 있어야 한다. 단백질은 그 분자 속에 질소를 포함하기 때문에 당질이나 지방질의 에너지화의 경우와 달라진다. 즉 질소만 떨어지면 같이 크레브스회로에 들어가서 탄산가스와 물로 분리된다.

단백질은 육류나 어육, 우유, 달걀, 콩류에 많이 함유되어 있고 쌀이나 빵에도 소량이 들어 있다. 또 식품에 따라서 함유하고 있는 단백질에는 차이가 있으므로 여러 가지 단백질 식품이 기울지 않게 필요한 만큼 섭취하는 것이 중요하다. 예를 들어 하루에 먹는 단백질에 1/3은 동물성 단백질이다. 다만 여기에는 지방의 이것이 포함되어 있으므로 동맥경화를 방지하기 위해서라도 동물성 지방이 많이 함유되어 있는 육류, 장물, 황란, 치즈 등을 지나치게 섭취해서는 안 된다.

▶ 필수 아미노산

식물은 뿌리에서 흡수한 질소 비료에서 단백질을 만들 수 있으나 동물은 필요량의 전부를 체내에서 합성하는 능력이 없기 때문에 입으로 먹는 식물에 의해서 섭취하지 않으면 안 된다. 단백질은 당질이나 지방과 달라서 탄소, 수소, 산소 이외에 반드시 질소를 포함하고 있다. 이때 질소의 양은 상당히 많아 평균 16%로 볼 수 있다. 단백질의 양을 계산할 때 식품 중의 질소의 양을 측정한 후 이에 6.25배해서 단백질의 양을 산출하는 것도 이 때문이다.

단백질은 다수의 아미노산으로 되어 있고 그 분자량이 대단히 크다. 그러므로 단백질의 대부분은 물에 흡수되기 어렵고 흡수되어도 교질 상태가 된다.

아미노산은 20여종 있으나 그 중에서도 다음에 드는 8종의 아미노산은 체내에서 합성되지 않으므로 반드시 외부로부터 음식으로 취하지 않으면 안 된다. 그래서 이들을 필수 아미노산 또는 불가결 아미노산이라 부르고 있다. 발린, 로이신, 이솔로이신, 트레오닌, 리신, 페닐알라닌, 메티오닌, 트립토판 등의 8종류가 그것이다. 그러므로 똑같은 단백질이라 하더라도 리신이 적은 빵을 먹을 때는 리신이 많이 들어있는 고기나 계란을 혼합해서 먹는 것이 좋으며 편식해서는 안 된다.

필수 아미노산은 동물성 단백질이나 콩과 콩 제품에 많이 포함되어 있고, 이것을 섭취하지 않으면 다른 아미노산을 잘 사용할 수 없다. 이처럼 단백질은 양과 동시에 질에 있어서도 중요하다. 특히 당질이나 지방이 체내 단백질에서는 합성될 수 있으나 반대로 단백질이 체내 당질이나 지방에서는 합성될 수 없다. 따라서 단백질은 반드시 섭취해야 할 필요성이 있다. 각각의 식품에 대한 단백질의 함유량을 보면 먼저 콩과 콩 제품에는 식물성 단백질이 약 20%나 있다. 그리고 가공을 하면 단백질은 7.3%로 감소되는데 이것은 당질은 전적으로 사라지고, 소화 흡수가 좋아지기 때문에 성인의 단백질 공급에 없어서는 안 되는 것이다.

두부 한 모나 두부비지 250g은 단백질의 약 18g에 해당하는 영양소를 가지고 있다. 두부는 영양가가 높은 단백질을 많이 함유하고 있는 식품으로 특히 콩에는 지방도 함유되어 있어 두부비지는 만복감을 줌으로써 많이 소비된다. 콩과 같이 수육에도 약 20%의 단백질을 함유하고 있다. 그 중에서도 소나 돼지에 비하여 말, 양, 닭고기는 지방이 적기 때문에 지방을 과식하지 않기 위한 목적으로는 알맞다. 그러나 장물은 일반적으로 고기에 비하여 영양가는 높지만 지방이 너무 많거나 간장과 같이 당질(글리코겐)을 많이 포함하고 있으므로 가급적 사용을 피한다.

 어류의 단백질 함유량은 약 20%이고, 패류나 게, 오징어는 그보다 조금 적은 10~15%이다. 일반적으로 어육은 좋은 영양원이기는 하지만 게, 오징어, 새우 등은 콜레스테롤이 많고, 특히 게는 글리코겐을 많이 함유하고 있으므로 지나치게 먹거나 이어서 먹는 것은 삼가야 한다. 달걀은 단백질을 10~15% 함유하고 있는데 반숙으로 만들어 먹으면 소화 흡수가 잘 된다. 우유는 알칼리성 단백질이며 이상적인 식품이므로 당뇨병에서는 반드시 하루 1회의 정해진 양을 먹어야 한다.

3) 9cal 지방의 기능

지방은 체내에서 연소를 하며 에너지를 발생한다. 당질이나 단백질과 비교해 볼 때 2배 이상의 효율이 좋은 열원이다. 지방에는 단순 지방 즉 지방산과 알코올의 에스테르와 복합 지방으로 유지방, 지방산과 질소를 포함하는 물질과의 화합물 등이 있다.

단순 지방에는 중성 지방, 콜레스테롤, 에스테르가 있고, 복합 지방에는 인지질, 당지질 등의 종류가 있다. 음식물 속에 지방원으로 중성지방질이 가장 큰 비중을 차지한다. 음식으로서 섭취되는 중성 지방은 소화액 속의 리파제, 담즙 속의 담즙산 등의 반응에 의해 장에서 흡수되는데 임파관을 거쳐 혈액 속에 들어가 간장에서 작용하여 리포이드프로테인이 된다. 이것이 온몸에 공급되어서 중요한 에너지원이 되는 것이다.

지방의 두 번째 기능은 지용성 비타민을 많이 함유하고 있는 지방은 비타민A, 비타민D, 비타민E, 비타민K 등을 보급기능이다. 사람에게 없어서는 안 될 지방산을 필수 지방산이라 한다. 이것은 식물류에 포함되어 있는데 식물류인 참기름이나 면실유와 같은 중성 지방은 불포화 지방을 많이 포함하고 있으며 액상으로 되어 있다. 이 필수 지방산은 동맥경화의 요인이라고 볼 수 있는 콜레스테롤의 작용을 약화시키는 작용도 한다. 그러므로 식물성 지방은 일정량을 섭취해주도록 하며 반대로 동물성 지방은 포화 지방산이 많이 함유되어 동맥경화의 요인이 되기 때문에 삼가도록 한다.

▶ 지방량

지방은 하루 총 칼로리가 제한되어 있다. 최근에는 고지방식이라 불리는 데, 이 경우 단백질은 대략 체중 1kg에 대하여 0.5.g 정도, 당질은 80~100g 정도이다. 이러한 식사를 할 때에는 담당 의사의 지시에 따르는 것이 좋으며 섭취하는 지방은 식물성으로 선택하도록 한다.

한국인은 서양인에 비하여 소량의 지방을 섭취하고 있다. 그러나 최근 식생활 문화가 점차 서구화됨에 따라 지방 섭취량 또한 증가추세다.

당뇨병에서 지방 섭취는 하루에 20~25g가 적당하고 50g을 초과해서는 안 된다. 권장되고 있는 식물성 지방 기름에는 콩, 참깨, 유체, 땅콩, 올리브, 야자, 샐러드 류 등이 있다. 그러나 이러한 것들은 비타민의 함유량이 적다는 단점을 가지고 있다.

동물성 지방에 있는 해트와 라드는 지방이 100%이면서 칼로리도 높으나 포화 지방산이 많기 때문에 당뇨병 식사로서는 금기시한다. 대신 버터나 마가린은 지방이 80%이므로 이를 섭취하도록 한다. 그 밖에 지방 함유량을 살펴보면 고기에 있어서 지방이 많은 부분에는 20%, 돼지는 기름기가 많은 부분이 40%, 보통이 6%, 소시지는 20%, 달걀노른자는 30%, 어육은 일반적으로는 5% 이하이다.

민물고기 중에서도 장어, 다랑어, 붕장어, 잉어 등에는 지방이 많은데 특히 장어는 30%나 들어 있다. 한편 조개 게, 새우, 문어, 오징어, 해파리 등은 지방이 적게 함유된 것들이다. 그 중에서 장어, 게, 황란 같은 것은 맛이 좋아 먹다보면 지나치게 너무 많이 먹기 쉬운데 콜레스테롤이 많이 함유되어 있으므로 피하는 것이 좋다.

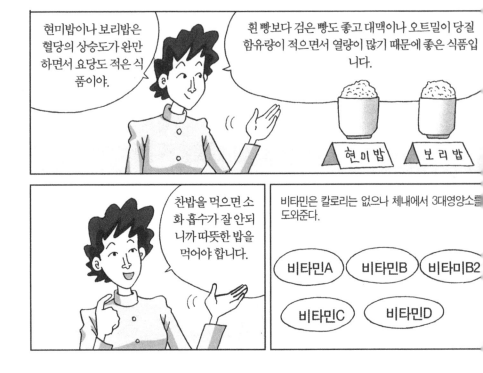

4) 당질의 기능

열량을 내는 당질의 섭취는 일반적으로 하루 총 하루 100g가 필요하다. 이에 따라 칼로리를 엄격히 제한하더라도 세 끼의 식사를 해야 할 필요가 있다. 음식을 즐기는 사람들은 대개 식물 총 칼로리의 3/4을 당질로 보급할 만큼 많이 먹고 있다. 이것은 주식으로 지정되는 밥이나 빵 또는 면류뿐만 아니라 설탕이나 주스류, 소맥분, 감자 등도 이 당질에 속하며 하루에 먹는 당질의 양은 이런 것들을 포함하여 계산한다.

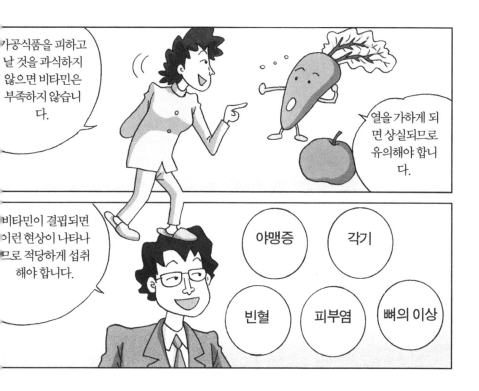

신체 속에서 다량의 포도당을 에너지로 이용하는 것은 뇌와 근육이다. 특히 근육은 포도당이 소모되지 않도록 근세포 속에도 글리코겐의 형태로 당질을 저장하고 있다. 간장은 혈액 속에 포도당을 방출하기 때문에 혈액 속에는 일정한 농도의 포도당이 항상 존재하고 있다. 이것을 혈당이라고 한다. 인슐린은 혈당치를 내리는 역할을 하고 아드레날린은 혈당을 높이는 역할을 한다.

▶ 당질량

일반적으로 하루 식사 이외의 당질은 대체적으로 50~60g이다. 이렇게 볼 때 하루 300g의 당질을 먹었다고 하면 이것만으로도 120cal가 되는 것이다. 예를 들어 당뇨병에는 혈당을 높여 급격하게 요당을 증가시키는 것보다 소화 흡수가 늦고 혈당의 상승도가 완만하면서 요당도 적은 것이 적당한 당질 식품이다. 이 때문에 쌀밥보다는 현미밥이나 보리밥이 좋고 흰 빵보다 검은 빵이 좋다고 하는 것이다. 구미에서는 대맥이나 오트밀이 당질 함류 량이 적으면서 열량이 많이 때문에 많이 이용되고 있다.

당질의 대사 이상으로서 가장 대표적인 것이 혈당치가 지속적으로 높고 혈액 속의 포도당이 소변 속에 과잉으로 방출되는 호르몬 작용의 당뇨병이다. 이에 따라 당질 및 지방의 대사에 이상이 생겨나게 되는 것이다. 혈액 속의 포도당은 정상적인 농도에서는 소변 속에 나오지 않아도 어느 정도 이상 증가하면 소변 속에 섞여 나와 당뇨를 일으키게 된다.

당뇨병이 병으로서 위험하다는 것은 다만 혈당치가 높다는 것뿐 아니라 당질의 대사 전체에 이상이 생기고, 해로운 대사산물이 혈액 속에 늘어나게 되는 것이다. 또 소변의 양이 증가하여 체내의 수분이나 무기물의 대사에 이상이 생기면서 체액이 산성으로 기울어지고 더불어 지방 대사에도 영향을 주어 혈액 속의 지방이 늘어나게 한다. 이와 같이 폭넓은 범위에 걸쳐 대사 장애를 초래하고, 그 결과로 신장에 일정한 병변을 일으킴으로써 신장의 기능이 나빠지거나 동맥경화가 더욱 심해진다. 이 외에도 피부나 피하 조직에 지방의 침착을 주체로 하는 세포의 덩어리가 나타나기 쉽고, 감염에 대한 저항력이 감퇴되는 등의 현상도 일어난다.

5) 당뇨병 영양소의 보조원 비타민

체내에서 3대 영양소를 도와 대사를 원활하게 비타민은 칼3대 영양소를 도와 대사를 원활하게 하는 중요한 역할을 한다. 일반적으로 부족하기 쉬운 비타민은 비타민A, 비타민B1, 비타민B2, 비타민C, 비타민D 등이다. 가공식품 등을 이용하는 식습관의 문화는 이러한 비타민 부족을 더욱 촉진시키고 있다.

당뇨병에서는 합병증으로서 신경증이나 망막증이 있으면 주사나 내복을 통해 부족한 비타민을 보충할 필요가 있다. 비타민A를 주로 많이 함유하고 있는 것으로는 달걀, 수육, 우유, 된장 등이다.

비타민C는 녹황 채소나 과일 등에 많다. 이러한 비타민 중 수용성 비타민 B1, 비타민B6, 비타민B12, 비타민C는 물이나 열을 가하게 되는 조리에는 쉽게 상실되므로 가능한 한 열을 주지 않는 것이 좋다. 비타민B1, 비타민B2, 비타민B6, 비타민C, 니코틴산은 수용성이기 때문에 편식만 하지 않는다면 부족 되는 일은 없다. 그리고 지용성 비타민A, 비타민D, 비타민E, 비타민K는 지나치게 섭취하지않도록 한다.

특히 다량의 비타민A를 함유한 식품은 칼로리도 높고 콜레스테롤의 함유량도 많으므로 몸에 좋지 않다. 비타민은 각종 체내에서 영양소의 활동을 보조하는 역할을 하고 있으므로 이것이 결핍되면 야맹증, 각기, 빈혈, 피부염, 뼈의 이상 등을 불러온다. 그 중에서도 비타민A와 비타민D는 지방에 녹아 있기 때문에 지방 섭취가 적으면 부족하기 마련이다.

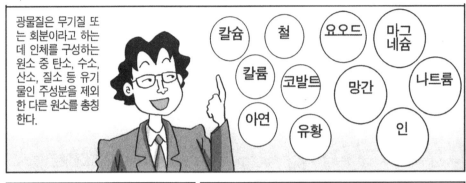

광물질은 무기질 또는 회분이라고 하는데 인체를 구성하는 원소 중 탄소, 수소, 산소, 질소 등 유기물인 주성분을 제외한 다른 원소를 총칭한다.

칼슘 철 요오드 마그네슘
칼륨 코발트 망간 나트륨
아연 유황 인

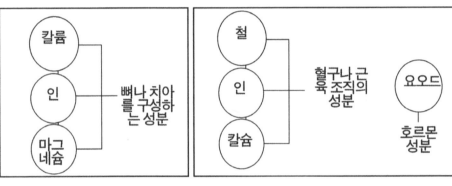

칼륨
인   뼈나 치아를 구성하는 성분
마그네슘

철
인   혈구나 근육 조직의 성분
칼슘

요오드
호르몬 성분

6) 당뇨병 효소의 보조원 광물질

광물질은 무기질 또는 회분이라고 한다. 인체를 구성하는 원소 중 탄소, 수소, 산소, 질소 등 주로 유기물인 주성분을 제외한 다른 원소를 총칭하는 것으로서 인, 칼슘, 철, 요오드, 망간, 마그네슘, 나트륨, 칼륨, 염소, 코발트, 아연, 유황 등을 일컫는다. 칼슘, 인, 마그네슘 등은 뼈나 치아를 구성하는 성분이 되고 인, 칼슘, 철 등은 혈구나 근육 조직의 성분이 되며 요오드는 호르몬의 성분이 된다.

체내의 영양 물질은 체액과 세포 내액과의 삼투압에 의해서 이동하

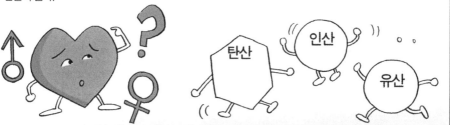

정상적인 혈액은 거의 중성이지만 몸 안에서 계속되는 신진대사에 의해서 탄산이나 인산, 유산 등의 산류가 만들어 진다.

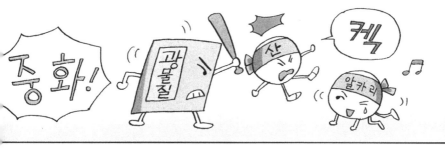

광물질은 이들 산성을 중화시키고 알칼리성의 증가에 대해서도 중성을 유지하는 역할을 한다.

게 된다. 광물질은 체액 중의 수용성 염류로 체액의 농도를 지속하고 있다. 정상적인 혈액은 거의 중성을 나타내지만 몸 안에서 계속되는 신진 대사에 의해서 탄산이나 인산 또는 유산 등의 산류가 만들어진다. 광물질은 이들 산성을 중화시킬 뿐만 아니라 알칼리성의 증가에 대해서도 중성을 유지하는 역할을 한다.

 나트륨, 칼륨, 마그네슘, 칼슘 등은 염산염, 황산염, 인산염으로서 매일 일정량의 소변이나 땀 또는 대변 등으로 나오게 되는데 영양을 유지하기 위해서는 배설한 광물질을 그만큼 섭취하여 보충하지 않으면 안 된다.

광물질의 작용

▶ 칼슘 : 뼈는 칼슘의 인삼염이나 탄산염으로 되어 있으나 뼈, 치아도 일단 만들어지면 그 구성 원소가 그대로 있는 것이 아니라 항상 물질 변화를 해서 내부의 구성 성분을 새롭게 바꾼다. 성인의 경우 하루에 0.7g의 칼슘을 섭취하지 않으면 뼈나 치아가 약해진다.

칼슘은 해조류, 소어, 우유, 두부, 띄운 콩 등에 많이 함유되어 있으며 이 같은 식물은 소량이라고 하더라도 자주 섭취할 필요가 있다.

특히 채소, 과일, 수육, 어육에 포함되어 있는 칼슘은 고혈압으로 이뇨제를 사용하고 있거나 설사, 구토가 있을 때는 특히 상실되기 쉬우므로 먹어 줄 필요가 있다.

▶ 철분 : 철분은 소와 돼지의 간장, 쑥갓 등에 많이 함유되어 있으며 성인의 몸 안에 약 4.3g이 존재하고 있다. 그 반은 헤모글로빈의 성분으로써 이용된다. 따라서 철분이 부족하면 적혈구의 헤모글로빈을 만들 수 없게 되어 빈혈을 불러일으키게 된다.

그러나 인체는 철분을 적절하게 사용할 수 있도록 되어 있어서 오래된 적혈구는 간장이나 비장에서 파괴되는데 그 때 철분만은 골수에 환원되어 새로운 적혈구의 성분이 된다. 그래서 출혈 등을 하지 않는 한 철분의 결핍은 일어나지 않는다.

▶ 요오드 : 몸 안에는 대략 50mg의 요오드가 존재하고, 그 10%는 갑상선에 함유되어 갑상선 호르몬의 성분이 된다. 따라서 요오드가 부족하면 갑상선 호르몬이 결핍되어 몸에 부종이 나타난다.

▶ 코발트, 아연, 망간 : 이들은 몸 안에 극히 적은 양으로 존재하나 효소의 활동을 돕는데 중요하다.

▶ 불소 : 불소는 칼슘과 결합되어서 불화칼슘을 만들고 뼈나 치아를 단단하게 하는 역할을 한다. 치아의 에나멜질에는 불소가 0.01% 쯤 포함되어 있다.
이것이 부족하면 충치가 많아지기 때문에 상수도에 불소를 포함시키기도 하는 것이다. 그러나 불소가 지나치게 많아도 반상치라는 반점이 있는 치아가 된다.

▶ 나트륨 : 주로 체액 중에 존재하여 침투압의 유지나 체액의 중성 유지를 보조하며 담즙, 췌액, 장액 등의 성분이 된다.
식염은 나트륨의 공급원으로서 중요한 것으로, 성인은 하루에 약 15g이 필요하다. 식염은 된장에 10%, 간장에는 17~18%가 들어 있고 그 밖의 부식에 많이 함유되어 있다.
식염은 간장이나 부식에서 조금씩 섭취되고 있으며 그 양은 하루 평균 20g이다. 주의할 것은 신장에 장애가 있는 환자는 식염을 많이 먹지 않는 것이 좋다.

땀에는 다량의 염분이 포함되어 있기 때문에 땀을 많이 흘렸으면 염분으로 보충해 주어야 한다. 염분에 있어서는 소금이 대표적인데 고혈압, 동맥경화 특히 신장 기능이 저하되고 있을 경우에는 제한이 필요하다.

▶ 칼륨 : 혈액과 근육 및 장기 등 모든 세포 속에 존재하고 체액의 중성 유지나 신경 흥분의 전달, 근육 활동 등에 작용하고 있다.

칼륨이 부족하면 세포의 기능을 저하시키고 발육 부진, 생식력 감퇴, 심장 기능의 저하, 소화관의 이완을 초래한다. 칼륨은 음식에 많이 포함되어 있기 때문에 부족 될 염려는 없다.

당뇨병 칼로리의 계산과 소모

1) 기초 대사량과 칼로리

기초 대사란 아침의 공복 시, 즉 식후 12~15시간이 지난 후로 휴식을 취하고 있는 상태에서 소비되는 칼로리를 말한다. 이 기초 대사량은 연령이나 성별, 체격 등에 따라 다르게 나타난다.

당뇨병에 있어서 노인의 기초 대사량은 저하되며 이는 사람의 생명 유지에 필요한 최저의 에너지 량을 의미하는데 몸의 체격에 따라 개인적인 차이가 있기 마련이다. 체격을 뚜렷하게 나타내는 체표면적으로 그 사람의 기초 대사량을 나누어 보면 같은 성별, 같은 연령의 경우에서는 그 값이 거의 일정하다. 이 단위 체표면적당 기초 대사량은 40세 이후에는 연령에 따라 점차 저하되어 간다. 건강하고 능률적으로 생활하기 위해서는 필요한 영양 섭취가 충족되어야 한다. 이를 위해 영양 소요량을 알아둘 필요가 있다. 이것은 생리적으로 정상적인 상태를 유지하기 위한 최소한의 에너지이다.

소요량에 안전율을 가산하여 이론적으로 그 양을 계산해 볼 수 있다.

기초대사 × 에너지대사률 = 칼로리(cal)

일상생활에 있어서의 칼로리는 그 사람의 기초 대사에 대한 '에너지대사률(생활 활동지수)'로서 계산한다. 또한 식사로 인한 소화 흡

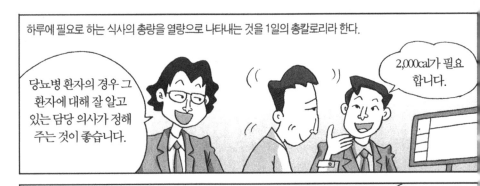

하루에 필요로 하는 식사의 총량을 열량으로 나타내는 것을 1일의 총칼로리라 한다.

2,000cal가 필요합니다.

당뇨병 환자의 경우 그 환자에 대해 잘 알고 있는 담당 의사가 정해 주는 것이 좋습니다.

치료에 필요로 하는 표준 체중이 있다.

표준 체중(kg) = [신장(cm)-100] × 0.9(kg)
신장160cm이상 [신장(cm)-100] × 0.9(kg)
신장150-160cm이상 [신장(cm)-150] × 0.4 + 50(kg)
신장150cm미만 신장(cm)-100

계산기가 고장났나?

수를 하기 위해서나 흡수된 영양소를 체내에서 활용하기 위해서는 필요한 에너지가 있어야만 한다. 이와 같이 소화 흡수를 하기 위한 에너지 사용을 영양소의 특이작용이라고 부른다. 그 에너지는 소화 흡수하는 각 영양소에 따라서 각각 다른데 영양소 중에서도 단백질을 소화 흡수하는 것이 가장 많은 에너지를 사용하며, 이는 흡수한 칼로리의 약 30%를 사용하는 것이다.

우리나라의 식생활에서 특이작용에 사용하는 총체적 에너지는 약 6~7%이고, 안전율을 고려하여 기초 대사의 1/10을 소요 칼로리에 가하면 하루의 소요 칼로리는 아래와 같다.

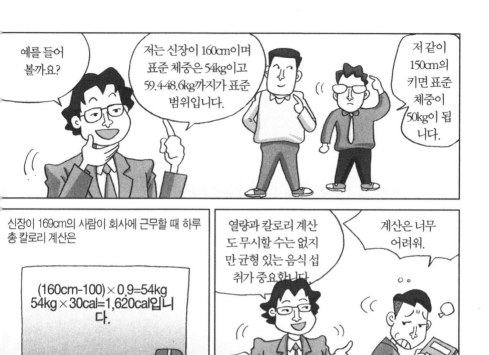

열량의 소요 칼로리

{(기초대사 ÷ 기초대사) × (에너지 대사율 ÷ 기초대사)} ÷ 10

발육기에는 생활 활동 지수에 신체 발육 지수를 가산하여 계산하는 것이 필요하다. 또한 임산부의 경우 칼로리의 증가가 필요한 데, 예를 들어 평상시에 소요되는 칼로리는 2000cal라 한다면 임신을 했을 때에는 그 전반기에 1100cal로 5% 증가를, 후반기에는 2400cal로 20% 증가를, 수유기에는 하루 2800cal로 40% 증가를 소요량의 목표로 정한다.

실제로 이런 공식에 의하여 계산을 한다는 것은 매우 번거로울뿐더러 현실에 소요되는 필요한 칼로리를 낸다는 것 또한 매우 어려운 일이다. 더불어 영양 소요량에 대한 기준은 약 10여 년 전에 의한 것이어서 최근에는 비만을 피하기 위해서 하루 중 칼로리를 억제하는 동시에 당질을 줄이고, 우유, 달걀, 고기, 생선 같은 양질의 동물성 단백질의 비중을 증가시키는데 중심을 둔다. 가급적이면 비타민이나 광물질을 풍부하게 함유한 채소를 섭취하도록 권장하고 있다.

2) 1일 총 칼로리와 식단

1일 총 칼로리란 하루에 필요로 하는 식사의 총량을 열량으로 나타내는 것이다. 각 사람의 총 칼로리는 연령, 성별, 노동의 정도, 표준 체중, 당뇨병의 병상, 합병증의 유무 등을 고려하여 결정하게 된다.

당뇨병 환자의 경우 그 환자에 대해 잘 알고 있는 담당 의사가 계산하여 정해주는 것이 바람직하다. 이렇게 하여 정해진 하루의 총 칼로리도 항상 적당한가의 여부에 대해서는 모의 건강 상태나 활동량의 증감을 감안하여 1주일에 1회의 체중을 측정하면서 그것을 기준으로 판단한다.

모든 종류의 음식에 포함되어 있는 영양소와 칼로리는 일정하지 않으므로 실제로 식이 요법을 하기 위해서는 식단을 짜야 한다. 식단이란 환자가 직접 먹을 수 있는 음식 차림표로 일일이 영양을 따져 계산을 하려면 전문가가 아니고서는 좀처럼 실행하기가 어렵다. 그러므로 전문 지식은 없이도 여러 가지 식품 중 어느 것을 얼마만큼 먹어야 하는지를 알아보기 쉽게 만든 표를 식품 교환표라고 한다. 이것은 동일표 내에서 만들고 교환하는 경우는 상관없으나 다른 표 사이의 교환은 안 된다.

식이 요법을 실시해 나가는데 있어서 중요한 것은 식품 교환표를 기억하는 것 또는 표준량을 외우는 것이 아니다. 5백 종류에 이르는 식품의 1단위의 중량을 기억하는 것은 불가능하다. 그러므로 무엇보다 식품 교환표를 항상 보면서 가능한 한 측량하는 습관을 들이는 것이 중요하다.

계절적인 식품이나 드문 것은 1단위를 모르는 경우가 많다. 이런 것이 반복되면 식이요법을 혼동되게 하는 원인이 되기 때문에 식품 교환표는 부엌이나 식탁에 두도록 한다. 또한 일상에서 흔히 사용하는 식품은 그다지 많지 않으므로 메모해 두거나 저울을 사용하여 표준량을 정확히 지킬 수 있도록 한다. 특히 당뇨병 환자는 자신에게 가장 적절하다고 하는 총 칼로리를 항상 기억해 두는 것이 좋다.

칼로리 량으로 몸의 상태도 좋고 활동에도 지장이 없다면 좋지만 그렇지 않을 경우는 역시 담당 의사나 영양사에게 상의를 하여 칼로리의 증감을 의뢰한다. 다만 표준 체중을 기본으로 하기 때문에 뚱뚱한 비만자는 치료 전의 식생활에서 보면 고통스러운 일도 수반된다. 그러나 표준체중을 기본으로 하여 살찐 사람이나 야윈 사람은 이것이 가장 적당한 칼로리임을 알아두어야 한다.

3) 표준 체중계산과 인슐린 수요

표준 체중이란 사람의 신장이나 체격으로 보아서 가장 알맞은 체중을 의미한다. 이는 치료에 있어서 필요로 하는 기준이 된다. 이것은 그 현재 표준 체중을 기준으로 되어 있는 것은 전국의 연령별과 신장 체중을 20~30대에 가장 알맞게 고려한 것이다. 사람의 근육이나 골격은 30세를 기준으로 멈추며 그 후의 체중 증가는 지방이 붙는 것이므로 표준 산출에 있어서는 20~30대가 선택되고 있는 것인데, 이것은 시대와 시기에 따라 변하기 때문에 확실한 표준 체중이 되지 않는다.

표준 체중표를 비교해 보면 똑같은 신장에 있어서도 체중과 연령에 따라 상당한 간격이 있음을 알 수 있다. 표준 체중은 어디까지나 표준 체중이기 때문에 그 수치의 폭은 좁은 편이 좋다.

하루의 총 칼로리를 산출하는 방법은 브로카 방법으로 신장에서 100을 뺀 것을 표준 체중으로 이용한다. 그런데 이 산출 방법은 서양식이기 때문에 우리나라에서는 합당하지 않다. 그래서 한국인의 경우 신장 155cm미만은 100, 신장 155~175cm는 105, 그 이상은 100을 빼고 산출하는 것이 타당하다. 또 다른 방법으로는 가장 일반적으로 사용되고 있는 것이 카스라 방법인데 이것은 신장에서 100을 빼고 거기에 0.9를 곱한 것을 표준 체중으로 한다. 그러나 이 공식은 신장 165cm 이상인 사람에게는 잘 적용이 되지만 그 이하의 사람인 경우에는 맞지 않다. 그래서 신장 150cm 이상인 사람에게는 100을 뺀 것을 표준으로 정하고 있다.

표준 체중의 증감은 10% 이내를 기준으로 하여 10% 이상의 증가는 과중형(건강형)이라고 하고, 20% 이상의 증가나 감소는 병적이라고 한다. 그리고 비만은 20% 이상의 체중을 지칭하는데 체중은 연령과 관계가 없이 20대의 표준 체중을 유지하는 것이 좋다. 당뇨병 치료에 사용하는 체중은 아래와 같이 산출한다.

표준 체중(Kg) = 〔신장(cm) — 100〕 × 0.9(Kg)
신장 160cm 이상의 경우 = 〔신장(cm) — 100〕 × 0.9(Kg)
신장 150cm ~ 160cm의 경우 = 〔신장(cm) — 150〕 × 0.4 + 50(Kg)
신장 150cm 미만의 경우 = 신장(cm) — 100

예를 들어보면 신장 160cm인 사람의 표준 체중은 54kg이고 59.4kg에서 48.6kg까지가 표준 범위라고 할 수 있다. 또 신장이 150cm인 사람의 표준 체중은 50kg가 된다. 따라서 신장이 160cm의 사람이 회사에 근무하고 있다면 그 사람의 하루 총 칼로리 계산은 다음과 같이 된다.

(160cm — 100) × 0.9 = 54kg
54kg × 30cal = 1,620cal

가벼운 작업임으로 체중 당 30cal/1kg로 하여 1,620cal가 하루의 총 칼로리로서 적당하다고 할 수 있는 것이다. 그리고 당뇨병의 경우는 필요한 최저 칼로리가 처방되는데, 그것은 칼로리에 관한 섭취가 비만인 사람의 인슐린 수요보다 더 필요하기 때문이다.

4) 당뇨병의 칼로리에 따른 영양소 섭취계산

표준 체중이 계산되면 여기서 하루 필요한 칼로리(cal)를 계산하게 된다. 이 계산은 개인의 신체에 맞게 정해지는데 대략 직업에 따라 환산 방법이 다르다.

뚱뚱해서 표준 체중보다 무거운 계산이 나오는 경우에는 100~500cal를 감량시켜주면 1주일에 약 0.5~1kg 정도 체중 감량이 된다. 임산부 또는 젖먹이는 에너지 요구량이 증가됨으로 계산 량에 300~500cal를 더해 주어야 하고, 임신 기간 중에는 대략 10kg이 증가 되도록 한다.

원칙적으로 단백질은 체중 1kg당 1.0~1.5g, 당질은 적어도 1일 100g 이상, 나머지의 에너지는 지방으로 섭취한다. 3대 영양소의 배분에 있어서는 탄수화물은 55~60%, 지방은 20~25%, 단백질은 15~20%로 한다. 예를 들어 하루에 필요한 열량이 1,800cal라면 당질 : 지방 : 단 백질을 6 : 2 : 2로 섭취하도록 한다. 이에 대한 계산은 다음과 같이 해 볼 수 있다.

탄수화물 1800cal × 0.6 = 1080cal
지 방 1800cal × 0.2 = 360cal
단 백 질 1800cal × 0.2 = 360cal

당질 4cal/1g, 지방 9cal/1g, 단백질 9cal/1g의 열량으로 이것을 중량으로 계산하면 당질은 270g, 지방은 40g, 단백질은 90g이 된다. 이것이 하루 동안 섭취해야 할 열량 계산이다. 이 계산은 상태와 합병증 등의 여하에 따라 다소 달라질 수 있다. 이상의 계산을 중심으로 당뇨병 환자들은 적정한 체중을 유지하는 것에 주의해야 한다.

인슐린은 하루에 걸쳐서 천천히 작용하기 때문에 열량, 특히 당질의 공급도 여기에 맞도록 몇 회에 나눠서 실시할 필요가 있다. 보통은 하루의 지시 열량에 맞도록 하나 당질은 3회의 식사에 균등하게 배분해서 약 5시간 간격으로 먹도록 한다. 만약 저혈당증이 일어나면 더욱 식사 횟수를 늘리고 1회의 양을 줄여서 저혈당증이 일어나는 시간대에 당질성 식품을 간식으로서 섭취하도록 의사로부터 지시를 받는다. 식욕 부진, 설사, 격렬한 운동 전 등에도 보식이 필요한 경우가 있다.

Q. 당뇨 궁금증 알아보기

담당 의사로부터 당뇨병성 신부전증이라고 진단을 받고 식사 중의 단백질을 줄이도록 지시를 받았다. 단백질을 줄이는 식사는 어떻게 하면 좋을까?

당뇨병성 신부전증은 합병증 중에서 세소혈관장애에 속한다. 이것은 장기에 걸쳐서 혈당이 높은 것이 요인이 되어 신장의 세소혈관이 위협을 당함으로서 신기능이 약화된 병이다. 식사에서 섭취하는 영양소 중 단백질은 신장에서 대사가 이루어지기 때문에 신기능이 약화되면 단백질의 대사를 원활하게 할 수 없게 된다. 즉, 요소, 질소 등의 소위 독소가 혈액 중에 고여 버리는 것이다. 따라서 신장에 무리를 주지 않도록 단백질 섭취를 제한하지만 단백질은 인체에 필요한 영양소이기도 하다. 그러므로 담당 의사를 통해 필요한 양 또는 최저한의 단백질 섭취량을 지시 받는다. 예를 들면 1,500cal에 단백질은 40g으로 제한한다. 이와 같인 신증이 합병했을 경우에는 당질과 지질 그 자체에 의해 부족한 에너지를 보충한다. 신부전 식이 요법을 지시 받았을 경우에 인공 조미료는 필요 없다.

당뇨병의 식이요법의 중요성과 방법

당뇨병의 기본치료 식이요법

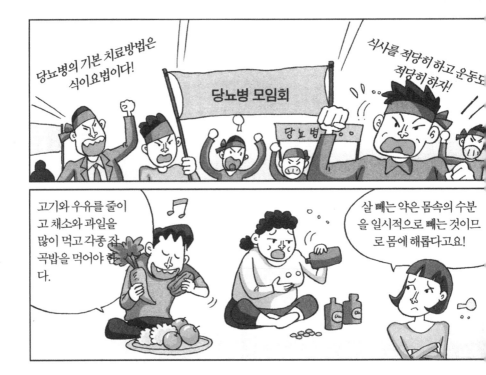

1) 식이요법의 역사

식이요법은 당뇨병 치료에 기본이 된다. 당뇨병에 걸린 사람이라면 누구나 지켜야 할 것 중에서 가장 중요한 문제로 실천하기에는 상당한 노력이 필요하다.

쌀밥을 주식으로 하는 나라에서 당뇨병 발생률과 혼수사가 적다는 사실이 조사되었다. 이때부터 미반 요법이 시행되었고 저칼로리식을 하거나 기아 요법이 유행되기도 하였다.

종래의 당뇨병은 혈당이 높아져 요당이 나오는 병이라고 해서 혈당

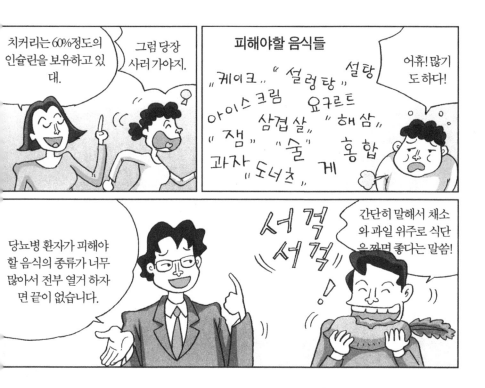

을 내려 요당이 나오지 않게만 하면 낫는 것이라고 알고 있었다. 그래서 당질이 많은 식물을 요당이 나오지 않을 때까지 제한하였는데 때로는 전혀 당질이 들어있지 않는 식사를 하는 대신에 지방을 많이 섭취하도록 하였다. 그러나 이 같은 식사에도 불구하고 당뇨는 좋아지지 않고 오히려 더 악화되어 당뇨병성 혼수로 종종 사망하게 하기도 하였다.

현재의 식이 요법은 인슐린을 절약한다라는 의미에서 주로 행해지고 있다. 인슐린 주사나 경구투약을 한다하더라도 식이 요법만은 철

저하게 지켜야 한다. 음식을 많이 먹게 되면 혈당을 정상으로 유지하기 위해서라도 인슐린이 필요하다. 때문에 당질을 제한한다고 해서 무조건 단백질이나 지방을 많이 섭취하는 것이 아니라 영양의 균형이 잡힌 식사로 그 사람에게 알맞은 하루의 총 칼로리를 판단하여서 제한하는 것이 중요한 것이다. 물론 여기서도 과식이나 편식은 삼가야 한다. 해방 후나 6 ? 25전후에 있어서 당뇨병 환자가 일시적으로 감소한 것은 하루에 섭취한 칼로리가 부족했던 것에 그 원인이 있다. 단백질과 지방은 거의 섭취할 수가 없었고 당질이 주로 되어 있었으므로 다만 그 양을 제한하는 것뿐이었다.

40대나 그 이후에 생기는 소위 성인 당뇨병 환자들의 경우에는 인슐린을 만드는 능력이 남아있다. 보통 체격의 당뇨병 환자는 정상적인 인슐린 분량보다 약간 모자라고, 뚱뚱한 체격의 당뇨병 환자는 하루 약 70~80단위의 인슐린을 만든다. 이 정도의 인슐린을 가지고 있으면 음식을 마음대로 먹을 때에는 불충분하지만 식사를 적당히 제한하고 또 운동을 적당히 하면 혈당은 거의 정상으로 유지될 수 있다.

당뇨병이 되면 섭취한 식물을 몸의 영양소로서 충분히 이용하지 못하게 된다. 그것은 그 영양분을 근육이나 지방 조직에 흡수하는데 필요로 하는 인슐린의 작용이 부족해지기 때문이다. 인슐린 부족에 대한 대책은 무엇보다 헛된 인슐린을 아끼는데 있다. 인슐린을 가장 필요로 하는 것은 식물이므로 이것을 먼저 컨트롤하지 않으면 안 된다. 그뿐만 아니라 과식은 비만을 초래하는데 몸이 뚱뚱해지면 지방 조직에 여분의 영양물이 상용되기 때문에 인슐린의 필요성이 증가하게 되고, 반면에 췌장의 기능을 저하하게 한다. 이것을 방지하기 위해서 식이 요법이 필요한 것이다.

음식은 우리 몸을 움직이는 연료로 기계에 비유하면 전기나 기름 역할을 한다고 할 수 있다. 당뇨병 환자가 식이 요법을 한다고 하는 것은 그 에너지를 적절히 공급한다는 뜻이다. 식이 요법이란 단순히 음식을 못 먹게 하는 것이 아니라 필요한 만큼의 칼로리를 먹도록 식생활을 바꾸는 것이다. 당뇨식은 사람들이 옷을 맞추듯이 그 사람의 키, 체중, 활동량(일), 다른 약의 사용 뿐 아니라 좋아하는 음식이나 싫어하는 것들을 다 고려하여 각자 개인에게 맞도록 하는 것이다.

2) 충분하고 적당한 식이요법

식이 요법은 위 질환을 갖고 있거나 체중 개선 등 여러 사람들이 행하고 있는 방법이다. 당뇨병 환자가 하는 식이 요법도 기본적으로 본다면 이것과 조금도 다를 바 없다. 식이 요법에 있어서 가장 기본이 되는 것은 충분하고 적당한 영양의 음식을 유지하는 것이다. 성인형이라고 할 제2형의 당뇨병 환자는 인슐린이 충분한 것은 아니나 다소 모자라는 인슐린을 처리 가능할 만큼의 식사만한다면 먹는 음식은 건강한 사람이나 다를 바 없이 잘 활용될 수 있다.

연소형인 제1형의 당뇨나 응급이 아닌 경우에는 우선 식이 요법만으로 행해 보는 것이 바로 '기본 요법'이다. 이를 지키기 위해서는 4가지 요건이 있다.

① 당뇨병 환자의 음식은 취침할 때를 제외하고 하루에 여러 번에 거쳐 나누어 먹도록 한다. 나누어 먹는 것은 당이 나오지 못하게 하기 위해서이다.

만약에 하루에 먹을 음식을 한꺼번에 다 먹으면 인슐린은 부족하게 되고, 혈당은 증가하여 소변으로 당이 나오게 된다. 뿐만 아니라 혈당이 부족해져 저혈당증을 일으키기도 한다.

② 단백질, 당질 및 지질을 균형 있게 고루 섭취해야 한다. 쌀밥과 같은 당질을 주로 한 음식은 신속히 변하여 포도당이 되지만, 단백질이나 지질은 에너지가 되려면 상당한 시간이 걸린다.

당질 중에서 설탕 같은 것은 혈당을 급격히 증가시키고 밥은 천천히 증가시키는 편이다. 당이 많으면 혈당이 넘쳐 소변으로 흘러나오게 된다.

③ 식사 중에는 몸에 필요한 모든 영양소가 고루 들어있어야 한다. 비타민, 광물질 등은 충분해야 한다.

④ 안정된 당 조절을 위해서 매일 섭취하는 식사의 양은 거의 변화가 없도록 최대한으로 일정하게 한다. 물론 에너지가 소모될 경우에는 더 많이 먹도록 한다.

환자는 반드시 당뇨병 치료에 적합한 무엇을 얼마만큼 먹어야 되는가에 대한 이해가 있어야 한다. 식이 요법에서 총 칼로리의 양 결정, 당질의 양 결정, 영양소의 분배, 비타민과 무기질의 섭취 이 4가지 조건은 반드시 유념해야 한다. 식이 요법을 행하지 않고 약물만을 치료받은 사람 중에는 돌이킬 수 없는 위험에 처하게 되는 경우가 종종 있다. 그러므로 식이 요법을 충분히 했음에도 불구하고 효과가 없을 때에 비로소 약물 요법을 쓰도록 한다.

3) 칼로리의 계산과 적절한 식품 교환

식단 연구에서 가장 중요한 일은 음식물의 양은 물론 각 식품의 칼로리도 짐작하고 식사를 해야 하는 것이다. 식품 교환표는 이러한 역할에 도움을 주는 참고표로 작용한다. 식품 교환표를 사용하면 식품의 영양가를 일일이 계산하지 않는다 하더라도 식품 구성에 따른 식단을 간단히 만들 수 있다. 식품 교환표에는 여러 가지 식품이 영양소에 의하여 여섯 가지로 구분되어 기록되었으며 또한 일상의 식품 량이 잘 제시되어 있고 한 단위를 80cal로 하여 모든 식품은 이 단위에 맞추어 적당량이 표시되어 있다.

또한 과자류, 알코올음료, 기호음료, 과일 통조림 등도 기록되어 있어 제한된 칼로리의 범위 안에서 충분히 식생활을 즐기는 동시에 안심하고 섭생할 수 있다. 예를 들어 가벼운 일을 하고 있는 보통 체격을 가진 사람의 식사를 이 표를 기준으로 하여 생각해 볼 때, 여기에는 필요한 영양소를 배합한 1,200cal의 당뇨병 기초식과 교환표에 의해 세운 식단의 예가 있다.

의사로부터 하루의 식사량을 1,450cal로 지시 받은 사람의 경우에는 이 기초식에 3단위(240cal)를 가산하면 되는 것이다. 식사 때마다 밥을 반 공기씩 더하거나 고기, 생선, 야채 등을 식사 때마다 1단위씩 더해도 상관없다. 같은 표에 적힌 식품을 자유롭게 교환하여 변화 있는 식사를 즐기는 동시에 가족과 같이 식사를 할 수 있을 뿐만 아

니라 자기가 먹어야 할 양을 기억하고 있으면 외식 때에도 가감할 수
가 있어서 편리하다.

식품 교환표는 사용하기 쉽고 여러 가지 음식의 습관이나 환경에
따라서 이용할 수가 있어 좋다. 외식 때도 응용할 수 있으며 올바른
식사 원칙을 이해하는 데도 도움을 주기 때문에 널리 사용되고 있
다.

4) 식이요법의 유의사항

• 칼로리를 줄이는 방법은 무엇보다 고기와 우유 섭취를 줄이고 채소와 과일을 많이 먹고 주로 각종 잡곡밥을 먹도록 한다.

• 뚱뚱한 사람은 보통 사람보다 지방 세포의 숫자가 많다. 이 세포는 살을 빼더라도 줄지 않고 조금만 더 먹어도 살이 찐다. 지방 세포의 증가는 지방질 음식과다로 생기는데 비만이 되면 지방질 세포는 인슐린에 대한 반응이 둔해지기 마련이다. 더불어 근육 조직들도 인슐린에 반응하지 않게 되어 그 결과 인슐린이 더 필요하게 되는 것이다.

• 치커리는 60%의 인슐린을 보유하고 있다. 사람의 췌장에서 만들어지는 인슐린과 똑같은 인슐린을 만들어 내는 동물은 없다. 인슐린은 아미노산 사슬 2개로 된 단백질 호르몬인데 사람의 인슐린과 가장 유사한 것이 돼지의 인슐린이다. 마지막의 구성 아미노산의 사람의 것과 다른데 그 다른 정도가 클수록 사람에게 항체를 만들어준다.

항체가 생기게 되면 인슐린의 효과가 줄어든다. 그래서 인슐린 주사를 맞는 만큼 신경을 써서 식사에 유의하지 않으면 안 된다. 그러나 치커리는 천연 인슐린 덩어리로 사람에게 꼭 맞는 식품이다. 현재 시중에서 팔리고 있는 인슐린은 소와 돼지의 인슐린이다.

• 가능한 한 피해야 할 음식이 있다. 되도록 먹지 말아야 할 음식에는 케이크, 버터, 치즈, 아이스크림, 요구르트, 청량음료, 파이, 잼, 설탕, 술, 사탕, 과자류, 도넛, 기름에 튀긴 음식, 디저트, 설렁탕, 삼겹살, 해삼, 홍합, 게, 불고기 등이 있다. 반면에 푸른 채소류, 해초류, 과일류, 씨눈과 같이 비타민이 풍부한 음식을 먹는다. 혈당 조절을 하는 섬유질 음식은 잡곡이나 채소, 과일에 많다.

• 식이 요법을 시작하여 6~7개월이면 상당히 좋아지나 마음이 게을러지면 다시 되돌아오는 것은 당연하다. 꾸준하게 실행하여 3년 정도가 지나면 당뇨병에서 벗어났다고 할 정도로 좋아질 수 있다. 당뇨병이 걸리면 대부분의 환자들은 정력 감퇴와 피로를 호소하는데 당뇨병에 걸린 사람의 체액은 산성의 경향을 나타내어 건강한 사람에 비해 10년이나 빨리 혈관에 노화가 일어난다.

그러므로 당뇨병의 식습관은 당질만의 제한이 아니라 산독성을 방지하고 혈관 장애로부터 지키기 위한 이유도 있다. 이를 위해서는 동물성 지방 식품이나 동물성 고단백질 식품을 피하고, 전체적으로 알칼리성 식품이 되는 채소나 생즙 같은 것을 식단으로 많이 먹어 주는 것이 좋다.

특히 중요한 영양 성분은 식물성 단백질과 비타민A, 비타민B2, 비타민B6, 비타민C, 비타민F, 비타민P, 칼슘, 구연산, 엽록소 등이다.

비타민A, 비타민C, 비타민F, 비타민P, 칼슘, 구연산 등은 몸의 저항력을 길러주고 혈액을 약알칼리성으로 유지하여 주면서 혈관 노화를 억제하는 작용을 한다. 이것을 보충하는 요리로는 녹황색 야채의 볶음, 나물 무침, 야채샐러드, 해초류의 무침 등이 있다.

더구나 생즙을 내서 1~2컵 마셔도 되는데 생즙을 마시는 법은 아침 기상 후 바로 마시거나 점심때 마셔 주면 효과가 더 좋다. 위장이 약한 당뇨병 환자, 간장병 환자, 신장이 약한 사람에게 이로우며 생즙은 더더욱 좋다고 할 수 있다.

• 식이 요법에서 뺄 수 없는 것이 섭취하는 칼로리를 줄이는 것이다. 지방질 사용을 확 줄이거나 가능한 한 금해야 하며 특히 몸이 뚱뚱한 사람의 경우에는 더욱 그렇다.

지방은 9cal/1g의 열량을 내는데 이는 단백질과 당질에서 내는 4cal/1g에 비하여 120%나 많은 에너지다. 이 많은 열량을 위해서 그만큼 인슐린이 상당히 필요로 함으로 이 인슐린을 조절하는 방법이 쓰이게 된다. 당뇨병은 식사 조절로 인슐린을 아끼는 것이 목적이다.

• 커피와 홍차는 마시지 않는 편이 좋지만 마시더라도 약차(藥茶)로 달여 먹는 정도라면 괜찮다. 차라하면 감잎차, 구기자차, 결명자차, 둥글레차, 걸록차, 솔잎차, 진피차, 오랄피차, 율무차, 인동차, 생

강 등 헤아릴 수 없이 많다. 설탕 없이 가볍게 약용으로 마신다면 큰 문제는 없다. 특히 차에는 칼로리가 없어야 하지만 일반적으로 차의 성질에 따라 다소의 칼로리가 있기 마련이다. 감잎차 같은 것을 예로 든다면 비타민C가 많이 함유되어 있어서 당뇨병 환자에게 좋다. 커피나 홍차는 카페인이 함유되어 있어서 흥분 작용이 있고, 수면 부족이 되므로 지나치게 마시게 되면 역시 몸에 나쁘다. 특히 평소에 심장 장애를 갖고 있는 환자는 심장에 자극을 주기 때문에 먹지 않는 것이 좋다. 또한 단맛을 내기 위해서는 설탕 대신에 인공 조미료를 가지고 다니는 것이 한 방법이라고 할 수 있다. 차 역시 하루 총 칼로리를 염두에 두고 마시는 것이 현명하다.

5) 콜레스테롤 섭취를 줄이는 방법

① 혈중 총 콜레스테롤 치를 줄인다고 일컬어지는 다가불포화 지방산의 리놀산, 리놀렌산의 함유율이 높은 기름을 사용한다.

예) 식물류, 마가린 등.

② 포화 지방산의 다량 섭취는 혈중 총 콜레스테롤을 올리게 되므로 피한다.

예) 버터, 레드, 돼지 안심, 베이컨 등.

③ 높은 콜레스테롤 식품을 피한다.

예) 달걀노른자, 생선알, 수육류나 그 내장 등.

④ 대두 및 그 제품과 어류를 중심으로 부식을 섭취한다.

6) 알코올과 당뇨병

일반적으로 음주는 당뇨병 발생 시 피하는 것이 좋으나 합병증이 심하지 않고 당뇨병 치료가 잘 되어 있을 경우는 가벼운 음주를 할 수 있다. 가벼운 음주의 필요성은 알코올이 가지는 칼로리 때문이다. 일반적으로 알코올이 가진 에너지 량은 1g당 7cal, 체내 환산으로는 5cal로 계산하는데 과음을 하면 하루 총 칼로리의 범위를 넘어서게 되고 섭취 균형이 무너지게 된다. 가장 중요한 것은 술을 항상 마시는 사람, 또는 습관적으로 마시는 사람에게 일어나는 영양의 불균형에 의한 영양 장애의 발생이다. 또한 알코올의 해독 작용은 섭취하는 영양소와 밀접한 관계가 있다. 알코올과 영양과의 관계를 더 자세히 살펴보면 아래와 같다.

• 단백질은 알코올에 의한 간 기능 장애와 깊은 관계가 있다. 동물성 단백질의 섭취가 줄어들면 메티오닌이 부족해서 알코올에 의한 지방간의 발생을 더욱 촉진시킨다. 단백질의 부족은 알코올을 분해하는 효소의 생성을 줄어들게 하여 알코올의 분해 속도도 느리게 한다.

• 지방은 알코올에 의한 지방간의 발생에 있어서 단백질보다 영향을 많이 받는다. 지방을 많이 먹었다는 것은 알코올의 흡수를 느리게 하고 취한 기분을 덜 들게 하는 이점도 있지만 간장에 대해서는

좋지 않다. 지방의 적당한 양의 섭취는 영양상 필요한 일이다.

• 비타민에 있어서 알코올을 섭취할 경우 비타민B1을 아끼게 된다. 그 이유는 알코올의 분해 과정에는 비타민B1을 재료로 하는 효소(카르복실라아제)를 필요로 하지 않기 때문이다. 그러나 알코올은 장관(腸管)으로부터 비타민B1의 흡수를 약화시킨다고 알려져 있다.

• 알코올을 분해하는 효소인 알코올디히드로게나제는 그 원료로서 아연이 필요한데 그 점으로 보아 알코올은 무기질과 관계가 있다. 알코올은 산성 식품이므로 혈액이 산성으로 변화되는 것을 방지하기 위해서도 무기질이 필요하다.

맥주 한 병은 쌀밥 한 공기 반과 같은 열량을 내므로 인해 하루 총 칼로리의 범위에서는 치우친 식사량을 만든다. 더불어 알코올을 마시면 자제력을 잃고 자칫 잘못하면 과음을 하게 되어 식욕이 늘어나게 되는데 그 결과 적정량을 쉽게 넘어서게 된다.

술은 당뇨병 환자에 있어서는 엄격하게 제한되어야 하며 특히 비만한 사람은 조심하지 않으면 안 된다. 맥주 1병, 위스키 더블 1잔 정도는 허용 될 수 있으나 이 또한 좋지 못하다. 알코올은 위장 점막에서 급속하게 흡수되어 혈액이나 조직 속에서 빨리 퍼져 나간다. 빈속일수록 흡수는 빨라지는데 공복 상태에서 한꺼번에 마시면 혈중 농도는 30분~1시간 사이에 극에 달한다. 알코올 농도가 20% 이상이면 위

점막을 자극해서 위염을 일으키고, 계속하면 위궤양의 원인이 된다.

위스키나 소주 같은 것은 물에 타서 마시면 좋다. 주해(酒害)가 어느 정도 진행하고 있는지를 알 수 있는 마크로서 - GTP의 측정이 있다. 이 수치가 100을 넘으면 단주를 요구한다. 매일 밤술을 즐기는 사람이나 주연(酒宴)에 참석하는 일이 잦은 사람은 부식물을 충분히 취해서 하루의 영양 섭취에 균형을 유지해야 한다. 따라서 술을 마실 때에는 반드시 안주를 많이 먹도록 한다.

식이요법과 합병증 예방

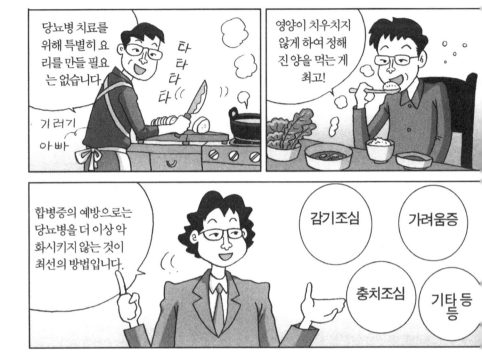

1) 식단의 문제점과 합병증

영양식단의 가장 중요한 점은 적절하고 적당한 양이다. 일반적인 식생활의 문제점은 주식에 있어서 당질이 많고 부식이 단조로운 것을 들 수 있다. 이는 비타민 B1의 결핍을 초래하기 쉬우며 동물성 단백질의 섭취도 적은데 동물성 단백질이라 하더라도 어류에 많고 육류, 달걀, 우유에는 적으며, 전체적으로 식물성 단백질이 많은 것이 특징이다.

우리나라의 경우 특히 알칼리성 단백질인 우유는 거의 섭취를 하지

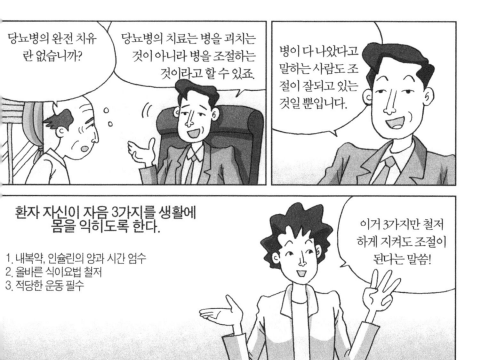

않는다. 채소의 양 또한 서양인보다 많이 먹고 있으나 당근, 시금치, 레타스 등 영양가가 높은 유색 채소가 적은 편이다. 찜, 볶음, 튀김, 삶음, 끓임 등의 조리방식으로 비타민 B1, 비타민C 등 대부분 파괴되기 마련이다. 이와 같이 우리의 식습관은 일반적으로 칼로리원이 주식에 편중되어 육류, 우유, 달걀 등 양질의 단백질 섭취가 부족하다는 점이 문제이다.

당뇨병에 걸리면 영양소의 이용이 제대로 되지 않아 여러 가지 질병이 병발되기 쉽고, 세균에 대한 저항력도 약해지기 때문에 감염증에도 쉽게 걸리게 된다. 당뇨병 그 자체의 변화인 눈의 망막증, 신증,

심근경색, 협심증, 뇌혈중, 다리의 괴저 등의 질병들은 동맥경화증을 기반으로 정상인보다 더 빠르고 심하게 발병하게 된다. 그러므로 치료에 있어서는 무엇보다도 합병증의 예방이 가장 중요하다. 합병증을 수반하는 경우의 식이 요법도 원칙적으로는 당뇨병의 식이 요법과 별로 차이는 없지만 어느 정도 합병증이 진전되면 식사에도 역시 특별한 주의가 필요하게 된다.

(1) 세소혈관증 합병증의 식이 요법

당뇨병이 발병되면 혈관의 피해로 망막이나 신장, 신경 등이 파괴되기 쉽다. 이들 합병증 중에서 식이 요법에 특별한 주의가 필요한 것은 신장이 침범되었을 경우이다. 신장에 문제가 발생하게 되면 소변 가운데 단백질의 배설이 증가한다. 이 경우의 식이 요법은 네프로제의 경우에 준하여 당질의 양을 많게 하고 염분은 제한해야 한다. 그러나 단백질의 양은 배설된 단백질의 양, 혈액 중의 단백질의 양, 요독증의 유무와 관계가 있기 때문에 일정하게 할 수는 없다. 증세가 진행했을 때에는 입원 치료가 필요하다.

(2) 고혈압증 합병증의 식이 요법

고혈압증이 당뇨병에 수반되어 나타날 경우에는 염분과 수분을 제한한다. 염분은 하루에 5~10g을 기준으로 하며 수분 제한을 하는 것은 심장의 부담을 적게 하기 위해서이다. 고혈압증을 합병한 사람은 비만형에서 많이 볼 수 있는데 표준 체중을 목표로 하여 칼로리를 엄격하게 정할 필요가 있다.

⑶ 심장질환 합병증의 식이 요법

심장 질환 가운데서도 특히 관상동맥경화증은 당뇨병에 의한 사망 원인 중 큰 비중을 차지하고 있다. 식염과 수분은 물론 칼로리의 엄격한 제한이 반드시 필요하다. 지방도 역시 줄여야 하는데 동물성 지방보다는 식물성 지방이 좋다고 알려져 있다. 그러므로 동맥경화증이 당뇨의 예후를 크게 좌우함에 따라 혈관의 변화를 될 수 있는 한 방지하는 길이 치료의 방법이라고 할 수 있다. 당뇨병이 더 악화되는 것을 막으려면 동맥경화증의 원인 요소를 감소시킨다. 그렇게 하기 위해서는 안저, 흉부의 X레이, 심전도 그리고 요 검사를 정기적으로 받아 위험 여부를 초기에 발견하고 그에 따른 치료를 행한다. 또 당뇨병의 치료가 불안전하면 혈관의 병변도 그만큼 쉽게 진행하여 폐렴, 신우염, 방광염, 피부 화농 등의 발병을 가져오는 병에도 걸리기 쉬우므로 혈관의 병변을 가능한 한 빨리 발견해야 한다.

특히 이때는 감기나 편도선을 일으키기 쉬우므로 유의해야 한다. 이것을 소홀히 하면 당뇨병의 컨트롤 또한 잘 되지 않아 건강에 위험을 줄 수 있다.

동맥경화증과 더불어 합병증이 있을 때에는 당뇨병의 식이 요법을 통해 병의 진행을 막을 수 있다. 이것은 과식과 동물성 지방 섭취를

삼가야 한다는 것이다. 또 가능한 한 식물성 지방을 사용하며 당분
이 많은 과자나 주스 등을 피하고 필요한 단백질이나 비타민과 광물
질을 섭취하도록 한다.

(4) 폐결핵 합병증의 식이 요법

폐결핵에 발병률이 줄어들고는 있지만 당뇨병의 결핵 합병률은 일
반인보다도 2~3배가 높다. 당뇨병은 칼로리를 제한해야 하는 치료
방법을 갖고 있지만 폐결핵에서 중점을 갖고 있는 부분은 많은 영양
섭취기 때문이다. 이런 경우의 식사는 폐결핵에 중점을 두고 당뇨병
의 치료는 인슐린 주사로 행해지고 있다. 당뇨병을 철저하게 치료하
지 않으면 폐결핵을 결코 완치되지 않는다. 그런데 당뇨병과 폐결핵
과는 상당히 다른 식이 요법이 실시되고 있다.

한편 최근에는 당뇨병을 치료하면 당뇨병 합병의 폐결핵도 일반적
인 폐결핵과 같이 치유할 수 있는데 입원 치료가 원칙이다.

(5) 임신한 경우의 식이 요법

임신 중 당뇨의 배뇨 케이스가 상당히 잦다. 대부분의 경우는 신장
으로부터 포도당이 나오기 쉬운 산성 당뇨지만, 일부는 임신을 계기
로 당뇨병에 걸리는 수도 있다. 이렇게 되면 임신 이상을 비롯하여
여러 가지 장애가 일어나기 쉬우므로 검사를 받도록 한다. 치료는
주로 인슐린 주사를 이용하나 그 결과가 임신이나 출산에 큰 영향을

미치는 것이므로 전문의의 지시를 받는 것이 안전하다. 식사량은 초기에는 임신 전의 약 15%, 후반기에는 약 30%가량 늘어난다. 동시에 비타민이나 광물질이 부족하지 않도록 해야 한다.

당뇨병식을 어떻게 맛있는 것으로 만드느냐를 생각하는 것을 그렇게 어렵다고 생각해서는 안 된다. 물론 지금까지의 식생활은 불균형을 이룬 비건강식이라고 생각한다면 맛있는 당뇨병식을 만드는 것이 어려운 것도 아니다. 오히려 반드시 지켜야만 할 식사라고 할 수 있다.

지난날 우리 식생활은 그저 많이 먹으면 된다는 관념 때문에 영양에 대해서는 무시해왔다. 그래서 아침 식사에서부터 저녁 식사에 이르기까지 생선이나 육식만 하면 된다라고 하는 경향이 많았다. 그로 인해 당연히 균형 잡힌 영양은 취할 수 없었다. 그러나 이제는 좀 더 영양에 대한 지식을 넓혀 식생활 개선에 관심을 가져야 할 필요성이 있다.

2) 합병증의 예방과 컨트롤

합병증의 예방으로서는 당뇨병을 더 이상 악화시키지 않는 것이 최선의 방법이다. 감기에 걸려 폐렴이 되거나 하면 당뇨병의 컨트롤이 잘 안되므로 감기에 걸리지 않도록 조심한다. 몸을 청결히 하여 가려움이나 종기 등을 방지하는 것 또한 반드시 필요한 사항인데 여성의 경우, 흔히 음부에 가려움증이 일어나므로 배뇨 후에는 따뜻한 물로 충분히 씻어줄 필요가 있다. 특히 당뇨병은 세균에 대한 저항력이 떨어지므로 조그만 상처라도 일찍 처리하지 않으면 안 된다. 충치 치료쯤이야 하고 가볍게 여기지 말아야 한다.

치아를 뽑을 경우, 화농하거나 합병증이 일어날 수도 있으므로 치과의사에게는 당뇨병이 있다는 것을 확실히 말하고 치료를 받는다. 또 식후 양치질을 하고 이를 닦는 습관을 붙여야 한다. 설사가 여러 차례 계속되면 장기에서의 영양분 흡수가 방해 받기 때문에 저혈당증 증세가 일어나는 수도 있다. 식사의 양을 충분히 취할 수 없는 경우에는 인슐린이나 내복약의 분량을 조절할 필요가 있으므로 빨리 의사에게 문의하도록 한다.

외출 시에는 반드시 환자 카드를 지참한다. 이에는 성명, 연령, 인슐린이나 내복약의 종류와 분량, 시간, 다니는 병원 명, 그리고 당뇨병 환자라는 사실 등이 기록되어 있어서 외출 중에 저혈당증 증세가 심하게 발생하더라도 어느 병원에서나 적절한 치료를 곧 받을 수 있다.

당뇨병에는 완전 치유란 없다. 그래서 당뇨병의 치료는 병을 고치는 것이 아니라 병을 조절하는 것이라고 말한다. 간혹 어떤 사람은 나았다고 대답하는 이도 있으나 그것은 조절이 잘 되고 있는 것이다. 그러나 당뇨병에 있어서는 이렇다 할 심한 통증이 없어 자칫하면 소홀하기 쉽고 위험을 초래하게 된다. 꾸준히 치료함으로써 완전하다고 느껴지겠지만 치료를 게을리 하면 언제라도 재발할 가능성이 있음을 항상 명심해야 한다.

당뇨병의 식이 요법은 상당한 장기간에 거쳐 행해진다. 또한 스스로도 실행할 수 있는 것이므로 각각 좋아하는 음식물, 경제력, 습관 등을 고려한 뒤 개별적으로 정해야 한다.

당뇨병 환자의 올바른 습관

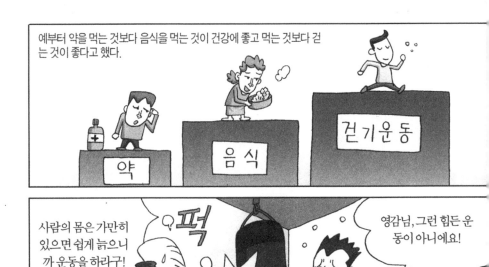

당뇨병이라고 검사 결과가 내려진 환자의 요양 상 원칙은 우선 가족이나 의사에게만 맡기지 말고 환자 자신이 다음과 같은 3가지의 올바른 생활에 몸을 익히도록 한다.

① 지시된 내복약이나 인슐린의 양 또는 시간을 어기지 말고 정확히 복용 또는 주사한다.

② 의사의 지시에 따라 올바른 식이 요법을 몸에 익힌다.

③ 일상에서 적당한 운동을 한다.

체중의 변화에 따라 내복약이나 인슐린, 식사의 양을 변경할 필요가 있다. 1주일에 한 번은 정확하게 측정하여 기록한 다음 자기의 표

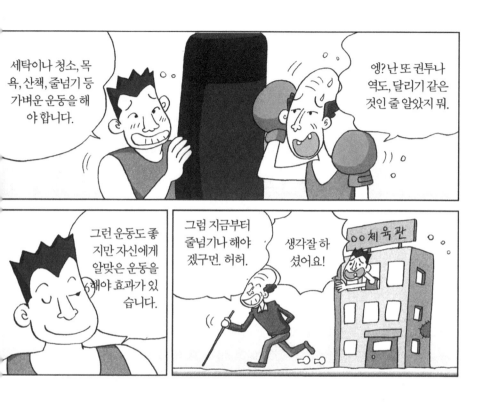

준 체중을 기억했다가 그 무게에 가까운 상태가 지속되도록 한다.

◉ 당뇨병 운동의 중요성과 유의사항

운동요법의 필요성과 효과

1) 운동의 중요성

현대에 이르러 운동의 중요성은 더욱 강조되고 있다. 예전부터 약을 먹이는 것보다 음식을 취하는 것이 건강에 좋고, 먹는 것보다는 걷는 것이 좋다고 했다. 인간의 신진대사는 활동과 섭취가 올바르게 진행될 때 더욱 원활ㅐ 질 수 있다.

 사람의 몸은 가만히 있으면 늙기 마련이다. 이 늙음을 조금이라도 억제하기 위해서는 운동밖에 없다. 약해져 가는 세포에 운동을 함으로서 활력을 주는 것이다. 여기서 말하는 운동이란 스포츠를 말하는 것이 아니고 근육을 움직이는 것을 통틀어 의미한다. 세탁이나 청소, 목욕, 산책, 줄넘기 등 모두가 운동이다. 특히 운동 후에 공복감을 느끼는 것은 운동에 의해 에너지원인 포도당이 한꺼번에 많이 소비되어 혈당이 저하되었기 때문이다. 혈당이 내려가기 시작하면 지방 조직이 분해되어 에너지로서 이용되어 진다.

 운동 중 혈액 중에 증가한 유리 지방산이 뇌의 공복 중추를 자극한다. 운동 요법의 목적 중 하나는 이처럼 에너지를 많이 소모해서 비만을 방지하거나 해소하려는 데에 의도하고 있다. 예를 들면 10분간의 수영을 했을 경우에는 약 1단위당 80cal의 에너지를 소비한다. 다시 말해, 반 공기의 밥과 10분간의 수영은 열량으로서 거의 같다. 먹을 때의 1단위는 많은 양이 아니지만 그것을 운동으로 소비하려고 하면 상당히 힘든 것임을 알 수 있다. 한편, 운동 후 공복감을 강하게 느낀다고 해서 식사량을 자의로 늘리거나 폭식을 해서는 안된다.

 갑자기 심한 운동을 하거나 공복 시에 목욕이나 운동을 하면 저혈당중 증세가 나타나는 수가 있으므로 주의하고 체중을 1주일에 1회 재어 줄어들 경우에는 의사의 지시를 받도록 한다.

2) 운동의 효과

운동은 혈액의 흐름을 왕성하게 하여 신진 대사는 물론 스트레스도 해소시킨다. 특히 당뇨병 환자는 달리기부터 걷기, 맨손체조, 수영, 조깅, 자전거 타기 등 가능한 한 자기 몸에 알맞은 운동은 무엇이든 지 해야 할 필요성이 있다. 더구나 당뇨병에 있어서의 운동은 다음과 같은 효과가 작용한다.

▶ 식사 후 30분 동안 걷기를 하면 혈당이 내려간다.
▶ 몸을 움직여 줌으로써 인슐린의 작용을 촉진시켜 준다.
▶ 비만을 막고 표준 체중을 유지시켜 준다.
▶ 심장을 튼튼하게 해주고 기분도 상쾌하게 한다.
▶ 호흡기와 심폐 기능을 강화시켜 준다.
▶ 몸의 활력과 신진 대사를 활성화시켜 준다.
▶ 혈액은 물론 말초 신경까지 순환을 촉진시켜 준다.
▶ 정신적, 육체적 스트레스를 해소시켜 준다.
▶ 운동은 학습 능력과 기억력을 높여 준다.

운동이란 세포가 에너지를 격렬하게 소모시키는 것이다. 근육 등의 세포는 에너지원인 포도당을 많이 이용해야 한다. 인슐린의 도움을 받지 않더라도 포도당을 세포 내에 끌어오게 되는데 이것이 인슐린을 절약하게 한다.

인슐린의 기능 저하에서 오는 당뇨병의 치료 방법으로서는 아주 적당하다. 더구나 그 효과는 운동하고 있는 동안뿐만 아니라 이틀이나 계속된다. 2일에 1번은 반드시 얼마간의 운동을 해야 한다. 한 가지 유념해야 할 것은 당뇨병을 치료하기 위해서는 일시적이 아니라 매일 규칙적으로 전신 운동을 해야 한다. 예를 들면 출, 퇴근 중에 한 정류장 앞에서 내려 걷는 등 방법을 정하여 자신이 계속하기 쉬운 방법을 선택하여 서서히 몸에 익혀 간다.

몸은 소량의 지방인 경우에는 소화하여 연소시킴으로써 에너지를 생성하지만 다량의 경우에는 혈액 속에 장시간 고여 있어 전신을 순환하게 된다. 얼마만큼을 돌아다니느냐는 것은 체력에 따라 다르게 나타난다. 운동을 하면 몸을 움직임으로써 많은 지방을 소모시키는 데 여기에 걸리는 시간은 체력에 따라 빠르고 늦은 결과가 나온다. 통계적으로 체력이 약한 사람은 오래 간다. 그러므로 식사를 하더라도 운동을 하는 편이 지방분이 적은 식사를 하고 운동하지 않는 것보다 낫다. 지방이 소모되는 노동이나 운동이야말로 건강과 장수의 원인이다.

이 외에도 간에 저장되었다가 배출되는 포도당의 이동이 원활해지면서 근육에 대한 인슐린 효과도 증대되어 당의 이용이 좋아질 뿐만 아니라 근육 자체도 튼튼해진다. 이때 혈액 속의 인슐린은 그리 증가하지 않으면서 당을 소비하는 것이다.

당뇨병 환자가 오랫동안 운동을 하면 혈당이 점차 내려가게 된다. 운동 시 세포가 활발하게 작용하고 노폐물을 빨리 몸 밖으로 배출을

시키며, 인슐린 대신 근육이 당을 소모시키므로 당뇨병 환자에 있어서 운동은 반드시 필요한 것이다. 그러나 운동을 해서 피로해지면 운동을 중지하거나 줄인 다음 의사와 상의한다.

Q. 당뇨 궁금증 알아보기

당뇨가 있는 사람이 술을 마시고 싶으면 어떻게 해야 하나?

알코올류의 섭취는 원칙적으로 금지이다. 그러나 어쩔 수 없이 마시게 될 경우에는 담당 의사와 잘 상담해야 한다. 담당 의사로부터 일정 범위 내에서의 섭취가 인정되었을 경우에는 섭취 열량을 줄이지 않고 알코올을 가산하여 계산한다.

당뇨병 환자의 운동 시 유의점

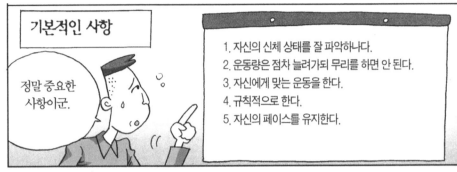

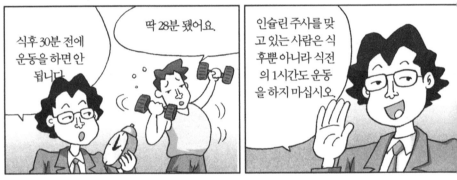

1) 적정한 운동과 기본사항

 혈당의 균형을 잡기 위해 적당한 운동은 필수적이다. 무리한 운동
은 절대 금지해야 할 사항으로 적당한 운동량의 선택은 의사와 상담
을 하는 것이 바람직하다.

 사람마다 같은 행동에 대한 효과는 매우 다르다. 이에 따라 의사는
환자의 증상, 연령, 비만도, 합병증의 상황 등을 고려하여 지시를 내
린다. 담당 의사는 운동 요법을 지도하는데 있어서 메디컬 체크를
게을리 해서는 안 된다. 특히 당뇨병 환자는 협심통 등의 통증이 약

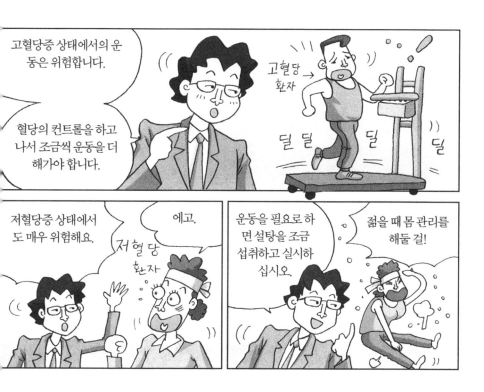

하거나 전혀 인식하지 못하는 사이에 협심증이나 심근경색 등의 허
혈성심질환 발작을 쉽게 받기 때문이다.

운동할 때 주의 사항만 지킨다면 우리 몸은 자연 생리 리듬을 찾고
매일의 생활에 활력소를 줄 뿐만 아니라 적당한 혈당 유지를 도와준
다. 운동을 시작할 때는 기본적인 아래의 사항을 지키는 것이 좋다.

- 자신의 신체 상태를 잘 파악한다.
- 운동량은 점진적으로 늘여가되 무리를 하면 안 된다.
- 자신에게 가장 적절한 운동을 택하는 것이 좋다.
- 운동은 반드시 규칙적으로 한다.
- 자신의 페이스를 유지한다.

2)당뇨병 환자가 피해야 할 운동 규칙

(1) 식후 30분은 운동을 피한다.

식후는 소화를 위해 혈액이 내장에 집중되기 때문에 식후 30분은 안정을 유지할 필요가 있다. 운동 요법은 이 시간대를 지나서 매일 하는 것이 좋다. 단 인슐린 주사를 하고 있는 사람은 운동에 의한 저혈당증 방지를 위해 식후뿐만 아니라 식전의 1시간도 운동을 피해야 한다.

(2) 고혈당증 상태에서의 운동은 위험하다.

고혈당중일 때는 혈액 중에 케톤체라고 하는 지방산의 불완전 연소로 인해 생기는 물질이 많아진다. 운동은 그 케톤체를 차츰 더 늘려서 당뇨병성 혼수를 부른다.

따라서 공복 시에 300mg/dl의 혈당치가 있을 때는 심한 운동을 삼가야 한다. 우선 식사 요법으로 혈당의 컨트롤을 올바르게 하고 나서 조금씩 운동을 더해 가도록 한다.

(3) 저혈당증 상태에서도 매우 위험하다.

운동을 혈당을 점점 더 낮아지게 하여 가끔 혼수를 초래하는 원인이 된다. 인슐린 주사를 하고 있을 때 혹은 경구제를 복용하고 있을 때의 운동은 절대로 공복 시에 해서는 안 된다.

조금만 운동할 경우 300mg/dl 정도는 곧 내려가 버린다. 운동의 필요가 있을 때는 설탕 등을 섭취하면서 실시한다.

Q. 당뇨 궁금증 알아보기

당뇨가 있는 사람이 잘 씹어서 먹는 것이 중요한 이유는?

부식의 맛을 강하게 하면 아무래도 주식을 많이 먹고 싶어져서 일정한 주식을 지키기가 어려워진다. 따라서 부식은 약한 맛으로 해서 식품이 가진 맛을 즐기도록 하면 좋다. 또한 잘 씹어서 먹는 것은 적은 양이라도 만복감을 얻을 수 있는 가장 효과적인 방법이라고 할 수 있다.

'입에 넣은 음식물은 한입 30회 씹어라' 라는 말이 있다. 혈관 합병증의 예방이나 치료에도 약한 맛은 유효하다. 가정, 지역, 국가에 따라서 차이가 있겠지만 식습관은 식사 시간을 규칙적으로 할 것과 3회 이상 식사를 나눠서 섭취하되 천천히 잘 씹어서 먹도록 한다.

당뇨병의 합병증과 안전한 운동

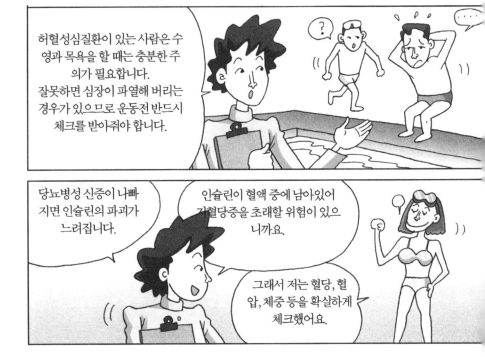

1) 허혈성심질환

잘못된 운동량의 조절로 인하여 극단적인 경우 심장이 파열하는 경우가 있다. 그러므로 당뇨병 환자는 운동 전에 심전도 검사를 포함해서 여러 가지 방식을 사용하여 상세하게 체크를 받아 두는 것이 필요하다. 즉 심장혈관계의 작용은 시기와 시간에 따라서 변하므로 방심은 금물이다.

당뇨병에서는 통증에 대한 신경이 둔화되어 무통성심근허혈에 걸리기 쉬운데 통증을 느끼지 않으면 협심증이나 심근경색의 발견이 늦어져서 심부전에 빠질 위험성이 있다. 특히 수영은 심장의 증상이

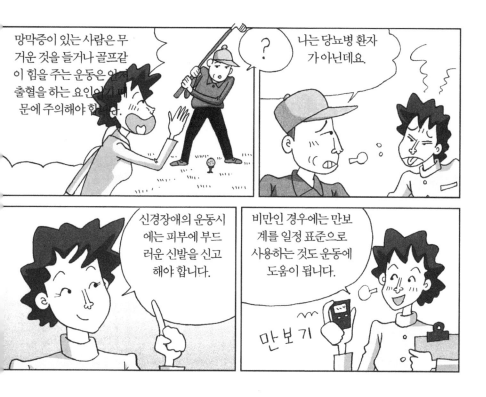

급변해도 감 잡기가 어려운 데다가 응급 처치가 늦어지기 쉬우므로 심장합병증이 있는 사람에게는 바람직하지 않다. 또한 목욕도 좋은 운동이기는 하나 수압에 의해서 심장에 무리가 가해지기 때문에 심장에 합병증이 있는 사람은 충분한 주의를 기울여야 한다.

2) 신 증

당뇨병성 신증이 나빠지면 인슐린의 파괴가 느려지기 때문에 인슐린이 혈액 중에 남아있어 저혈당증을 초래할 위험이 있다. 운동으로 인해 그것이 재촉되므로 주의를 요하게 된다. 특히 혈당, 혈압, 체중 등을 확실히 체크한다.

3) 망막증

무거운 것을 들거나 골프에서 힘을 주는 등의 행동은 안저출혈을 유발하는 요인이 된다. 과격한 운동을 할 경우 망막증은 더 심각해진다. 저혈당증이나 급격한 혈당강하 또한 안저 출혈로 이어진다.

당뇨병으로 인해 시력을 잃은 사람이 혼자서 외출할 때에는 그것에 대해 받는 스트레스에 신경을 써야 한다. 실명자가 단독 보행 시에는 혈압이 30~50이나 올라가는데 그것만으로도 스포츠를 하고 있는 것과 같은 정도의 스트레스가 가해지기 때문이다.

4) 신경 장애

신경 장애의 증상은 얼얼감, 천자통, 대퇴부의 딱딱한 느낌, 대퇴부의 저림 등 다양하다. 이것들은 주무르거나 걷거나 따뜻하게 하는 등의 응급처치로 치료하는 것이 일반적이다. 보통으로 차게 하는 것은 증상을 악화시킨다.

걷기 운동 시 신발의 선택은 피부에 부드러운 신발의 종류 가죽 따위가 발의 건강에 적절하다. 단 너무 가벼운 신발은 힘껏 밟은 느낌을 감지할 수 없어 넘어지기 쉽고, 샌들은 발끝을 어딘가에 부딪침으로써 큰 골절을 일으킬 수 있기 때문에 발끝의 보호를 잊어서는 안 된다.

 운동은 자율 신경계가 받는 대표적 증상인 변비를 해소시켜 주기도 한다. 반면에 운동 중에는 자율 신경의 작용으로 인해 맥박이 늘어나게 되는데 특히 당뇨병에서는 이 신경계가 쓸모없을 뿐더러 운동량에 알맞은 맥박의 증가가 없으므로 기립성저혈압으로 갑작스런 사망을 불러일으킬 수 있으므로 주의한다.

 5) 비 만

 비만 환자의 경우 일주일 2회 내지 3회의 운동을 진행하며 인슐린의 감수성을 높일 수 있다. 비만자는 걸을 때 관절이 다치지 않도록 주의하며 만보계의 사용 및 수영이나 자전거를 타는 것이 도움이 된다. 안전한 운동을 위하여 다음과 같은 사항에 주의하도록 한다.

- 가벼운 운동부터 시작한다.
- 식후 1~2시간 후에 한다.
- 식사 요법을 정확히 지킨다.
- 준비 체조와 정리 체조를 게을리 하지 않는다.
- 고통을 느끼거나 피로가 느껴지면 어디에 문제가 있는가를 체크한다.
- 더울 때는 수분 보급을, 추울 때는 보온을 해준다.
- 알맞은 복장을 하고 발에는 부드러운 신발을 신는다.

규칙적인 운동은 신진대사가 활발해지는 것은 물론 혈당을 내리게 한다. 근육이 당을 이용함으로써 혈당이 낮아지는 현상, 즉 근육이 당을 받아들이는 것을 항진이라 하는데 인슐린을 개입시키지 않는 포도당을 활성화시켜서 혈당강하작용을 자극시키고 인슐린의 간장 근조직에서의 감수성을 높임으로써 인슐린을 절약하게 된다.

한편 간장에서는 당의 생성을 억제하고 근육의 당 이용을 제한하여 혈당치를 조정함으로써 말단의 혈류를 개선한다. 또한 근육 등 여러 조직에서 유리지방산 소모가 증가하여 고지혈증을 감소시킨다. 이 외에도 운동은 당뇨병의 합병증으로 오게 되는 무서운 동맥경화를 줄이는 효과도 있다.

이처럼 비만을 없애고 몸의 신진 대사를 원활하게 하기 위해서도 운동이 필요하다. 그러나 이와 같은 사실이 순조롭게 이루어지고 있어도 당뇨병이 어느 정도 진행되어진 경우에는 생리적인 인슐린의 부족에 처하게 된다. 이 생리적 인슐린을 보완하기 위해서는 약물 요법이 필요하게 되면 따라서 인슐린이나 경구혈당약제가 사용되는 것이다.

운동은 앞서 설명한 바와 같이 규칙적으로 하는 것을 원칙으로 하며 과다한 운동은 피해야 한다. 혈에 관계된 합병증이 있는 경우에는 심장의 상태를 고려하여 검사하는 것이 좋으며, 특히 관상동맥 경화증이 있을 경우에는 운동량을 조절해야 한다.

출?퇴근, 조석의 산책, 계단의 오르내림 중 주변에 운동의 기회는 얼마든지 있다. 운동은 오래 계속되는 것이어야 한다. 자신에게 가능한 한 적절한 양을 매일 생활의 스케줄에 넣어서 실행하도록 한다. 과로할 것 같은 운동의 종류는 피하되 부담이 되지 않는 정도의 것을 선택하는 것도 유념한다.

 적당한 운동은 우리 몸의 근육과 관절을 유연하게 만들어 주고 심장의 기능을 강화시킬 뿐만 아니라 혈당도 내려 준다. 또 신경을 이완시켜 긴장과 불안감을 안정시킴으로써 정신건강에도 큰 도움을 준다. 이처럼 운동은 치료의 지름길이라고 할 수 있다.

당뇨병 환자의 걷기 운동 효과

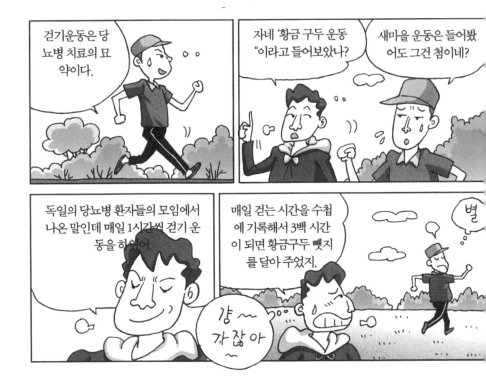

1) 기초체력형성과 컨디션유지 기본, 걷기

기초체력 형성과 건강 유지에 도움을 주는 걷기는 일생동안 일생 동안 누구나 쉽게 할 수 있는 운동이다. 당뇨병에도 효과적인 이 운동은 육체적인 면뿐만 아니라 정신적인 면에도 좋으며, 특히 때에 따라 무리한 충격으로 무릎 장애를 일으킬 위험이 높은 조깅보다 안전하다.

'걷기 운동은 가장 쉽고 누구나 언제든지 할 수 있는 운동이요, 경비가 들지 않는다.'

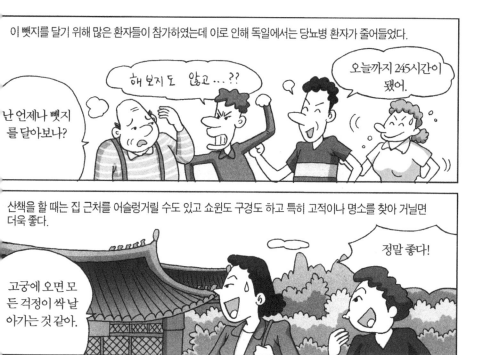

이 뻿지를 달기 위해 많은 환자들이 참가하였는데 이로 인해 독일에서는 당뇨병 환자가 줄어들었다.

해 보지도 않고...??

오늘까지 245시간이 됐어.

난 언제나 뻿지를 달아보나?

산책을 할 때는 집 근처를 어슬렁거릴 수도 있고 쇼윈도 구경도 하고 특히 고적이나 명소를 찾아 거닐면 더욱 좋다.

정말 좋다!

고궁에 오면 모든 걱정이 싹 날아가는 것 같아.

　　이 말은 독일의 당뇨병 환자들의 모임에서 나온 '황금 구두 운동'의 문구에서 비롯된 것인데 이 단체에서는 매일 1시간씩 걷기 운동을 하였다. 매일 걷는 시간을 수첩에 기록하여 3백 시간이 되면 '황금 구두' 배지를 달아 주었다. 이것을 달기 위해 많은 환자들이 참가하였고 이로 인해 독일에서는 당뇨병 환자가 줄어들었다. 이와 유사한 운동은 독일뿐만 아니라 여러 나라 사람들이 펼치고 있을 정도로 당뇨병 치료에 이로우며 동시에 자신의 건강에도 좋은 것이다.

　　인간 신체의 엔진은 심장과 폐장이다. 걷는 운동을 하면 이 장기가 튼튼해진다. 폐는 공기를 받아들이는 곳으로 먼저 몸의 여러 부위에 이것을 보내면 에너지를 만들어 내게 되면서 노폐물을 버리게 된다. 우리가 호흡하는 공기는 산소가 21%, 질소는 79%, 나머지는 소량의 탄산가스이다. 우리가 걷고 있는 동안 호흡에 의해 공기가 우리 몸에 드나들고 있는데 만일 공기가 적으면 에너지를 충분히 만들지 못한다.

평소 많이 걷는 사람은 가슴의 근육이 강해서 공기를 오래 받아들일 수 있고 동시에 노폐물을 많이 내뱉게 된다. 걷기 운동의 가장 큰 영향은 혈액의 공급량이 증가하면서 혈류가 불어나 조직 내에 수많은 모세 혈관이 생기는 것이다. 이렇게 혈관이 생겨남에 따라서 혈관이 강해지고 지구력이 증가된다. 조직의 구석구석까지 산소가 충족되고, 노폐물이 효율적으로 제거되어 골격근의 피로도 감소된다. 그 외에도 당뇨병 환자는 심장병, 결핵, 암, 간경화, 뇌졸중 등의 여러 가지 질병을 일으킬 수 있는 소질이 있으므로 하루 빨리 이 당뇨에서 탈출하지 않으면 안 된다. 걷기 운동으로 혈당을 조절하여 이런 합병증을 막을 수도 있는데 혈당을 낮출 때는 걷는 것이 최고라 할 수 있다.

2) 당뇨병에 좋은 걷기 운동의 놀라운 효과

(1) 원활한 혈액순환 및 폐 기능 발달

혈관의 상태가 좋아지면 혈압의 흐름 역시 120~80mmhg의 일정한 상태 유지로 좋아 질 수 있다. 120~80mmhg란 혈관의 최고의 최저 압력으로 120mhg란 심장이 혈액을 방출하는 동맥에 주어지는 압력이요, 80mhg는 심장이 움츠러들었을 때의 압력을 말한다.

평소 운동을 하는 사람은 탄력성이 있으므로 혈압 수치가 내려갈 수도 있지만 체력이 약한 사람은 혈압 수치가 높아지며 대체로 운동을 하거나 흥분을 하게 되면 혈압이 올라가게 되어 있다.

걸을 때의 충격은 뇌의 혈액 순환을 좋아지게 하는데 이것은 혈압이 낮아지게 하여 콜레스테롤의 증가를 막아주는 것은 물론 심근경색과 뇌경색을 예방하고 폐의 기능을 높이는 데에 큰 역할을 담당한다. 혈관이 증가하면 자연히 이곳이 넓어져 혈액이 부드럽게 순환하는 동시에 혈압은 내려가게 된다. 이것은 동맥에 부착되어 있는 콜레스테롤을 제거하여 심장병을 막아주고 설사 발작이 일어난다고 하더라도 혈액 공급이 원활해서 회복이 빠르다.

미국의 운동학자 K. H 쿠퍼 박사의 설명에 의하면 버스 운전기사는 계속 걸어 다니는 안내양에 비해 약 2배나 심장병에 많이 걸린다는 통계가 나온 적이 있다.

(2) 근육발달의 효과

　걷기는 다리 근육 뿐 만 아니라 배의 근육, 둔부의 근육 등을 사용하며 어느 운동보다도 많은 근육을 사용하며 효과를 보게 된다. 한 걸음 다리를 내딛는 것은 다리의 근육 반복 운동을 하는 것과 마찬가지로 다리의 근육을 강화하는데 도움이 된다. 특히 제 2의 심장이라고도 하는 다리는 걸음으로써 근육이 수축 신장을 되풀이하여 다리에 고이기 쉬운 혈액을 심장으로 환류(還流)시킨다. 이로 인해 신체적 긴장은 자연히 풀어지게 되는 것이다.

　당뇨에 걸리면 자연히 섹스 능력도 약해지게 되는데 많이 걸을수록 근육이 단단해진다. 이렇게 되면 점차 근육이 튼튼해지는 동시에 힘이 유연해져서 성 능력도 향상되는 것이다. 이 같이 허리 근육을 단련하는 것은 요통 방지를 하는데 있어서는 가장 좋다. 근래에 와서 높은 건물이 많이 생기면서 건물에 들어서면 엘리베이터를 찾게 될 정도로 엘리베이터가 없는 곳이 없다. 걷는 것도 평지보다는 언덕길과 계단을 이용하여 훈련하는 것이 효과적이다.

　우리가 불과 10여 계단만 오르내리는 것도 근육 활력에 놀랄 만큼 많은 도움을 준다. 올라가는 경우에는 신체의 중심을 밑에서 위로 이동하는 것이기 때문에 다리의 근육을 사용하게 되므로 상당한 운동량이 필요하다. 반면에 계단을 내려가는 것에는 평형감각도 필요하기 때문에 산에 올라가는 것보다도 내려가는 것이 더 힘들다고 하는 것이다. 이것은 신체가 아래로 떨어지려는 기울기가 있기 때문에 이것을 억제하려고 전신의 근육이 상당한 힘을 필요로 하기 때문이다. 특히 팔과 엉덩이를 사용하여 몸을 꼿꼿이 세움으로써 평형감을 유지하기 때문에 다음날 대퇴부가 단단해지고 아프게 되는 것이다.

3) 등산

　근육 강화를 더욱 효과적으로 하는 것이 바로 등산이다. 등산은 걷는 운동에 있어서 가장 최상의 방법이다.

　현대의 우리는 단조로운 작업환경으로 무의식적으로 같은 자세, 같은 근육, 같은 신경만을 쓰면서 살아가고 있다. 그러므로 잠자리에서의 휴식만으로는 피로가 완전히 풀릴 수 없으며 근육이 뭉치거나 심리적 스트레스가 쌓이게 되는 것이다. 그러나 과로나 슬픔, 또는 심리적인 스트레스에 쌓였을 때 여행이나 등산을 가면 풀려진다. 등산을 하면 상쾌한 바람, 푸른 하늘, 수목들의 빛깔, 지저귀는 새소리와 같은 자연에 의해 병이 나아지는 긍정적인 기분을 느낄 수 있다.

　등산은 건강한 사람이 건강을 유지하기 위해서도 좋지만 고혈압, 비만, 신경통, 성인병 또는 운동 부족으로 인한 자각 증상이나 만성 증상이 있는 사람의 경우 질병을 예방하기 위해서도 좋다. 체력의 쇠약을 의식하는 사람이라면 등산의 증강 효과를 기대할 수 있다. 특히 당뇨병 환자가 등산을 취미로 느낀다면 진정한 운동이 될 것이다. 당뇨병 환자가 등산을 즐기기 위해서는 코스라는 것이 중요한데 경치가 어떤가를 고려하는 것보다 부상이나 사고를 없애기 위한 난이도를 고려해야 할 필요성이 있다.

4) 편평족 방지

발이 바깥쪽으로 휘고 안쪽으로 뒤틀려 있는 것을 외반편평족이라 한다. 이것은 내반족과는 전혀 반대의 형태를 하고 있다. 폴리오에 의한 것이 많고 경시해서는 안 된다. 선천성의 외반편평족은 흔하지 않으며 물건을 잡고 일어설 때나 겨우 걷기 시작할 때 발병하는 것은 발에 힘이 생기면 정상화되므로 우려할 필요가 없다.

갓난아기에서부터 아동에 걸쳐 발병하는 것은 발의 인대나 근이 약해서 체중을 유지하기 어렵기 때문인데, 잠잘 때는 정상이지만 일어서면 이상 증세가 나타난다. 발의 통증이나 하퇴부의 통증이 없는 것은 발의 훈련에 의해 정상적으로 된다. 폴리오에 의한 것은 발의 고정 장구를 사용하는 것이지만 근건의 수술을 통해 좋은 결과를 가져올 수도 있다.

인대나 근이 나타날 경우는 모래나 부드러운 흙을 맨발로 밟아주면 저절로 좋아진다. 또한 어린이의 신발 밑창이 너무 단단하면 발에 악영향을 주게 되고 그것이 원인이 되어 고정된 편평족이 될 우려도 있으므로 주의한다.

(1) 선천성 외반편평족

선천성 외반편평족은 발의 전반은 발등 쪽으로 휘어져 있고, 후반은 뒤의 위쪽을 향해 휘어져 있어서 발이 마치 배의 밑바닥 모양으로 되어 있다. 유아기 아이의 발은 장심 부분에 지방이 많아 볼록한 것인데 이는 편평족은 아니다. 걸어 다니게 되면 차츰 사라지고 장심이 제대로 돌아오게 된다. 아킬레스건을 절단해서 발바닥 교정기로 거골과 종골을 교정해 줄 수 있는데 심한 저항이 수반되므로 치료하기가 어렵다.

(2) 정력학적 편평족

발의 인대가 약하기 때문에 섰을 때 발에 무게를 가하면, 인대가 이완되어 발을 지탱하지 못하고 발이 안쪽으로 기울어져 외반한다. 그러나 누워 있을 때는 변형이 없고 장심도 보인다.

유아의 발은 대부분 이러한 상태를 보이지만 걷는 동안에 인대가 강화되어 편평족의 상태를 벗어나게 된다. 그러나 소년기에 강화되지 못한 발에 대해 무리를 주게 되면 이완된 인대가 원상태로 돌아올 수 없고, 또한 발 뼈의 위치가 변동을 일으켜 결국은 고정된 외반편평족이 된다.

오래 걸으면 발이 아프거나 쉽게 피로해지는 등의 증세는 보통 하루 푹 쉬고 나면 이튿날은 이상이 없어진다. 그러나 이런 증세가 반복되는 동안에 발등이나 복사뼈에 통증이 남아 밤에 발의 화끈거림이 지속되어 발의 변형이 나타나면 발의 통증뿐 아니라 하퇴의 바깥쪽에서 무릎에 걸쳐 통증이 일어나며 이것은 다시 대퇴부 통증이나 요통을 유발하게 된다.

변형성 관절 중으로까지 진행된 것은 걷기 시작할 때 아프고, 조금 지나면 통증이 감소하였다가 다시 아프기 시작하는 등의 변동이 심한 통증이 생긴다. 이럴 경우 우선 근과 인대의 힘을 길러주도록 하는 것이 중요하다. 어린이는 바닥이 딱딱한 신발을 신기지 않도록 하며 바닥이 부드럽고 발가락을 여유 있게 움직이는데 지장이 없는 넉넉한 신발을 신긴다. 풀밭이나 잔디 또는 무른 땅이나 모래를 맨발로 밟게 하여 발을 훈련시키고 발에는 혈행이 순조롭도록 마사지와 온욕(溫浴)을 한다. 취침할 때에는 발을 높게 하여 발의 피로를 덜어 줌으로써 고정성 편평족이 되지 않도록 주의한다. 동통이 심한 경우에는 장심을 교정하기 위해 발바닥 삽판을 이용하며 그밖의 발의 마사지와 발바닥 밑 부분에 대고 끌어당기는 교정 밴드를 이용한다.

(3) 외상성 편평족

복사뼈의 골절로 인하여 거골이 안쪽으로 탈구했을 경우, 정복이 불충분하면 외반편평족위를 취하게 되는데 몸무게의 중량이 가중되면 거골이 안쪽으로 옮겨져 편평족이 된다. 또한 뒤꿈치에 생긴 골절의 경우에도 편평족이 되기 쉽다.

골절에 대해서는 편평족을 일으키지 않도록 정복 고정을 주의해서 하고, 고정 붕대 제거 후에도 발바닥 삽판을 사용하는 등 편평족 예방에 신경을 쓴다. 이미 편평족이 되어 동통이 심한 것은 관절 고정 수술이 요구된다.

(4) 마비성 편평족

보통 척수성 소아마비에서 발생하는 것으로서 전후 경골근의 마비가 원인이 된다. 또한 척수 손상이나 말초신경의 손상에 의해서도 야기된다. 이는 건 이식수술을 해서 장심을 유지시키거나 교정화나 발바닥 삽판 등을 이용하여 치료를 한다.

그러나 이러한 마비성 편평족도 걷기를 많이 하면 고쳐진다. 걷는 방법 중에서도 맨발로 걷는 것이 좋다. 맨발로 걸으면 장심이 단련되어 발바닥이 튼튼해지고, 혈액 순환이 원활하게 된다. 그러므로 따뜻한 계절에는 집 주위나 정원을 맨발로 걸어 보거나 바닷가의 모래사장 위를 오랫동안 거니는 것은 아주 좋은 운동이다.

겨울철 눈 위를 걷는 것도 좋다. 쌓인 눈 위를 걷는 일은 모래 위를 걷는 역할과 비슷하다. 눈 위에 신발을 신고 걸으면 겨울 하이킹도 되고 눈 위를 오래 걸으면 에너지가 대단히 소비되어 운동 효과도 볼 수 있다.

(5) 기타 효과

걷기는 노화 방지와 더불어 통풍, 류머티즘, 관절염, 부전증 방지, 장 신경증, 망막증, 혈성 심장병, 심근경색, 요통(변형성척추증, 추문판헤르니아, 척추분리증, 척추카리에스, 노인성 골조송증, 요통증) 등의 진행을 늦추거나 예방하는데도 많은 도움이 된다.

5) 걷기의 습관과 즐거움

걷기의 즐거움은 적극적인 걷는 기회를 통하여 자신의 것으로 만드는 것이 중요하다. 습관화 된 걷기 생활은 아침 식사 전 약 1시간 정도 일정한 거리를 한 바퀴 돌아오는 것이 좋으며 이후 점심시간 및 여유시간을 활용하여 가까운 곳을 걷기를 생활화 한다. 이렇게 걷는 일에 관심을 가지고 습관이 되면 저절로 운동을 이루어지는 것이다. 다음과 같은 걷기의 연구를 통하여 즐거움을 더욱 높일 수 있다.

(1) 이미지 훈련과 걷기

스포츠 선수는 보다 이상적인 자세와 경기 장면을 그리는 이미지의 훈련을 하기 마련이다. 예를 들어 테니스의 리시브, 골프의 스윙, 야구의 피칭 등의 자세로 걸으면서 이미지의 훈련을 계속하면 언젠가 그대로 자세가 이루어진다.

(2) 다운 윗칭과 걷기

평소에 전혀 신경을 쓰지 않았던 출근 시간의 거리도 시각을 바꾸어 걸어 보면 색다른 것을 발견할 수 있다. 예를 들어 자신의 눈으로 거리를 보고 거리의 움직임, 사회의 움직임을 주시하는 것이다.

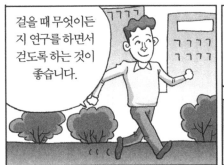

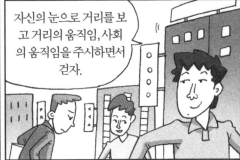

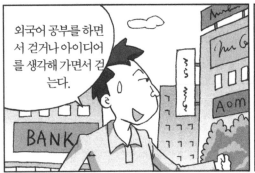

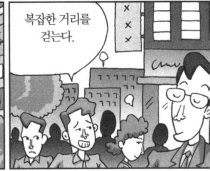

(3) 외국어 공부와 걷기

걸으면서 눈에 보이는 것은 무엇이든지 간에 다 영어나 일어로 해본다. 당장 하지 못하는 것은 나중에 조사해서 해 보는데 이것을 회사 출퇴근 시간에 매일 걸으면서 되풀이하면 실력도 자연히 늘게 된다.

(4) 복잡한 거리를 걷기

다른 사람과는 부딪치지 않도록 빠른 속도로 걸어 보는 방법이다. 다만 이것에는 자신만의 페이스가 아니라 타인의 움직임을 고려하여 페이스와 방향을 바꾸지 않으면 안 되기 때문에 상당한 순발력과

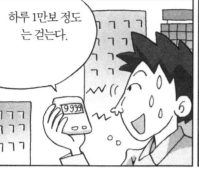

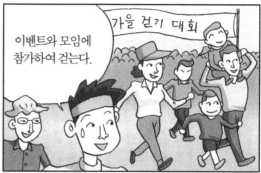

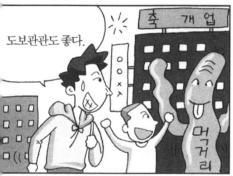

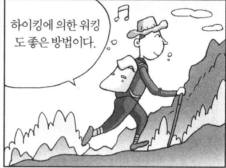

능력이 요구되어 진다.

(5) 아이디어를 생각과 걷기

무엇인가 걱정거리가 있을 때, 가만히 생각해도 묘안이 좀처럼 떠
오르지 않을 경우가 있다. 그런 경우에 근처를 한 바퀴 돌면서 천천
히 생각해 본다.

(6) 하루 1만보 걷기

걷는 습관을 몸에 익혀서 의식적으로 하루에 1만보 정도는 걷도록

한다. 경쾌하게 걸으면 1분에 100보, 1시간 40분에 1만 보를 목표로 한다. 또 맥박이 1분에 100~200 정도가 되도록 걸을 수가 있으면 자연히 지구력은 몸에 붙게 된다.

(7) 이벤트와 모임에 참가와 걷기

혼자서 걷는 것보다는 여러 사람이 무리를 지어 하는 것이 즐겁다. 이 모임의 체력 수준이 비슷하다라고 한다면 한층 더 자극이 되어서 열심히 걷게 된다.

또는 워킹 대회에 참가한다. 신문의 광고란을 자세하게 살펴보면 단체와 카메라 하이킹, 유적 탐사 등의 특색이 있는 워킹 이벤트에 참가하여 걷기의 즐거움을 느끼는 것도 건강에 도움이 된다.

(8) 도보 관광

관광 여행에서도 도시를 걸어 다니는 것은 일반적으로 되어 있다. 도보 관광은 몇 시간이 보통이기 때문에 걷기에 적당하며 여행 중의 컨디션 유지에도 많은 도움이 된다.

(9) 하이킹에 의한 워킹

하이킹에 의한 운동을 생각해 본다. 하이킹을 하면서 워킹을 하는 것은 가장 즐거운 운동이 될 수가 있다. 대부분 하이킹을 일종의 스트레스 해소로 생각하는 사람은 많은데 비하여 하이킹의 건강 면을 인식하고 있는 사람은 그다지 많지 않다.

하이킹을 할 때 우선 의식적으로 달려 본다. 워킹 중에 1시간 정도 20보 걷고, 20보 달리고, 또 20보 걷는 식으로 걷기와 달리기를 번갈아 가며 워킹을 해본다.

이렇게 하면 심장도 단련되고, 이것에 익숙해지면 하이킹의 속도를 올릴 수가 있다. 조금의 노력을 더하여 엑스사이즈의 목표에 적합한 거리를 걸을 수 있도록 해 본다.

하이킹으로 걷는 거리는 평균 하루 5~7시간에, 8~15km 정도의 속도로서 상당히 느리다고 할 수 있다. 하루 15km의 하이킹을 몇 번 해 보면 하루 30km를 걷는 일도 그다지 어렵지 않게 될 것이다.

(10) 골프 운동과 걷기

골프에도 워킹 법을 적용할 수가 있다. 18홀을 돌게 되면 약 6~7km를 걷게 된다. 단지 아무 생각 없이 걸어서는 효과가 없다. 골프 시에도 빨리 걷는 방법을 익혀서 걷기의 효과를 최대한으로 살려야 한다.

코스가 급격히 내리막길과 오르막길이 되는 곳에서는 발끝에 힘을 주어 걷도록 한다. 이것은 발꿈치에 중심이 가면 불안정해지기 때문이다. 골프 코스에서 다리를 끌면서 걸으면 발목에 무리가 간다. 엄지발가락에 중심이 가도록 걸으면 발목에 부담도 적어지고 피로도 최소한으로 줄일 수가 있다.

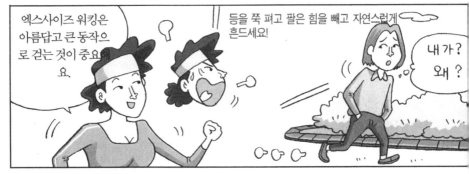

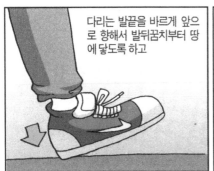

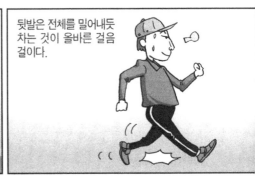

6) 당뇨병에 좋은 Xsize Walking

(1) 걷기와 스포츠

Xsize Walking이란 걷기를 스포츠화한 종목으로 휘트네스(Fitness)를 위해 과학적으로 고안된 워킹법이라고 할 수 있다. 걷는 방법에 따라서 조깅과 에어로빅 이상의 휘트네스 스포츠가 된다.

미국에서 확산되어 유행하고 있는 이 운동은 신체적 부담을 주지 않고 행해지는 건강법으로서 조깅을 능가할 정도의 인기를 갖고 있다. 또한 도시에 살고 있는 사람들을 위한 일종의 스포츠로 각광 받

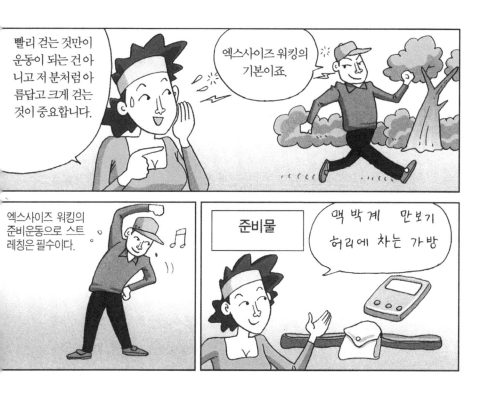

고 있다. 당뇨병 치료 운동에도 물론 최상이다. 과학적인 운동으로서 에어로빅 운동도 올바르게 걷는 법, 팔의 동작, 호흡법을 응용함으로써 걷기의 효용을 높이는 동시에 당뇨병에 좋다.

이 워킹법의 가장 중요한 점은 아름답고 큰 동작으로 걷는 것이다. 걷는 운동은 먼저 등을 쭉 펴고 팔에는 힘을 빼고 앞뒤를 자연스럽게 흔든다. 다리는 발끝을 바르게 앞으로 향해서 발뒤꿈치부터 땅에 닿도록 하고, 뒷발은 전체를 밀어내듯 차는 것이 올바른 걸음걸이라고 할 수 있다.

빨리 걷는 것만이 운동이 되는 것은 아니다. 아름답고 크게 걷는 것이 중요하므로 등을 쫙 펴고 팔을 흔들며 시원스럽게 걷는 것이 바로 이 엑스사이즈 워킹의 기본 형태라고 할 수 있다.

(2) 계획과 준비운동

엑스사이즈 워킹을 실천하기 위한 일과 계획을 세울 때에는 자신의 워킹 목표와 자기의 건강 수준을 고려하여 계획을 세우도록 한다.

가벼운 스포츠에 참가할 수 있을 정도로 쾌적한 건강을 얻기 위해서인지, 아니면 체력을 개선하고 내구력을 높여 격렬한 스포츠에 참가할 수 있을 정도의 심폐 기능을 지니기 위한 것인가를 고려한다. 엑스사이즈로서의 워킹이라면 적어도 10분 이상 걷도록 해야 한다. 운동 강도가 낮은 경우에는 등에 땀이 가볍게 날 정도로 더욱 많이 걷도록 한다. 될 수 있는 한 15~20분 거리나 2km를 목표로 하는 것이 좋다.

① 스트레칭(Stretching)

준비 운동이라고 할 수가 있는 스트레칭은 반드시 하는 것이 좋다. 장거리를 걸을 때나 아니면 속보를 시험해 볼 때는 사전의 준비 운동이 반드시 필요하다.

이것을 하면 근육통이나 경련을 방지할 수 있는 것은 물론 피로 회복에도 좋다. 차안이나 업무 중 어디에서나 마음만 먹으면 쉽게 할 수 있는 스트레칭은 다리 근육의 상태를 잘 파악할 수가 있다.

다시 말해 근육의 컨디션을 조절하는 훈련이라고 할 수가 있는데 속보 시에는 유의해야 한다. 탄력이 붙어 통증이 날 때까지 하지 말고 엑스사이즈 워킹과 마찬가지로 자신의 페이스에 무리가 되지 않도록 느긋하게 한다.

② 만보계를 준비하면 좋다

걸은 거리를 기록하는데 사용되는 것으로서 산보하는 사람 또는 당뇨병 환자들이 워킹을 하는 운동으로 삼을 때 반드시 필요로 한다. 이것은 걸음 수를 기록하여 이 걸음걸이를 킬로미터 수치로 환산하는 것이다.

③ 맥박계도 있으면 좋다

이것은 연습 중 걸으면서 끊임없이 맥박을 측정하여 맥박 수가 트레이닝 제한점에 달했는지의 여부, 범위 내에 있는지의 여부, 걸린 시간을 알아보는데 쓰인다.

④ 가방도 필요하다

가방에는 어깨로 짊어지는 것과 벨트와 같이 허리에 차는 것이 있다. 등에 지는 가방은 무거울 경우 균형을 유지하기 위해 상체를 앞으로 숙이지 않으면 안 되므로 허리에 차는 형태가 좋다. 이것은 뒤로 당겨지는 일이 없기 때문에 자세를 똑바로 한 상태에서 걸을 수 있기 때문이다.

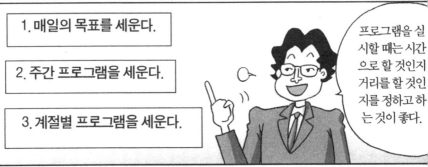

1. 매일의 목표를 세운다.

2. 주간 프로그램을 세운다.

3. 계절별 프로그램을 세운다.

프로그램을 실시할 때는 시간으로 할 것인지 거리를 할 것인지를 정하고 하는 것이 좋다.

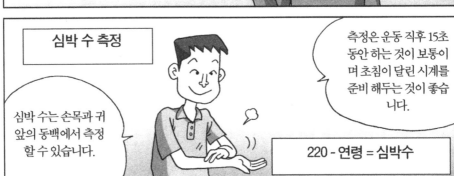

심박 수 측정

측정은 운동 직후 15초 동안 하는 것이 보통이며 초침이 달린 시계를 준비 해두는 것이 좋습니다.

심박 수는 손목과 귀 앞의 동백에서 측정할 수 있습니다.

220 - 연령 = 심박수

7) 당뇨병에 좋은 워킹 프로그램

(1) 체력수준과 프로그램 계획

걷기에 대한 계획은 거리에 의한 것과 시간에 의한 것으로 선택 결정 할 수 있다. 여기서 가장 중요한 점은 자신의 체력 수준을 아는 것인데 이는 12분 보행 테스트로 알아볼 수 있다. 이를 통해 자신의 체력 수준에 적당한 운동 프로그램을 계획하는 것이 중요하다.

걷기는 가능한 한 학교 운동장이나 거리 표시가 있는 조깅 코스 등의 장소로 거리를 정확하게 알 수 있는 곳을 선정해 놓고 걷는 것이

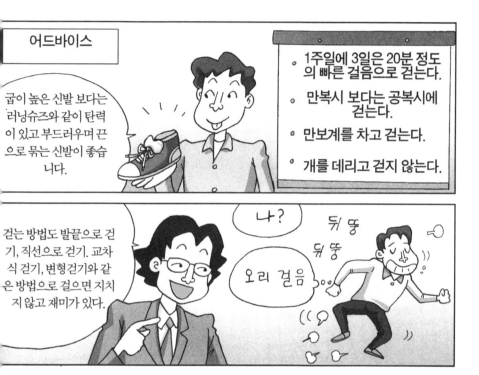

좋다. 그러나 멍하니 걸어서는 정확한 체력 수준을 측정할 수가 없으므로 의식적으로 바른 자세를 취하는 것이 중요하다.

프로그램의 예로 다음 3가지 경우를 고려해 본다.

① 매일의 목표를 세운다.

매일 또는 하루 간격으로 최저 20분간을 목표로 해서 에어로빅 워킹을 하도록 한다. 구체적으로 도보 통근, 식사 후 또는 새벽의 산보 등에서 4~5km는 걷도록 하는 것이 당뇨병 환자에게 운동으로서 도움이 된다.

② 주간 프로그램을 세울 때는 2주에 걸친 프로그램을 세우도록 하는 것이 좋다.

초보자의 경우 1주에서 2주간은 하루에 2.4km를 목표로 하여 걷고, 3주째부터는 더욱 거리를 늘리도록 한다.

③ 계절의 워킹 목표를 세우는 것도 좋은 방책이다.

여름휴가나 겨울 휴가 등을 이용해 워킹을 하는 것이 좋다. 예컨대 여름휴가 때에는 일주일 동안 도보 여행을 하면 좋다. 약 50~60km를 걷는 일도 불가능하지는 않다. 매일, 매주, 매월의 워킹에서 목표에 부족한 분량을 이 기회에 보충하는 것이다.

(2) 심박 수 측정

운동 강도의 조절은 심박 수를 측정하며 조절하는 것이 좋다. 심박 수는 손목과 귀 앞의 동맥에서 측정할 수가 있으며 재빠르게 그 위치에 손가락을 댈 수 있도록 평소부터 유의하고 알아두는 것이 좋다.

걷고 있을 때 심박 수를 측정하는 것은 몹시 어렵기 때문에 그때는 전용 측정기를 사용한다. 측정은 바로 운동 직후 15초 동안 하는 것이 보통이다. 심박 수는 4배로 하여 1분간의 수치를 추정하는 것인데 멈추면 바로 심박 수가 떨어지기 시작하기 때문에 초침이 달린 시계를 준비해 두는 것이 좋다. 최대 심박 수의 측정 방법은 다음과 같다.

220 - 연령 = 최대 심박 수

걷는 시간이 길어질수록 심박 수는 저하된다. 심박 수가 저하된다고 하는 것은 그만큼 심폐 기능에 여유가 생긴 것을 나타낸다. 걷는 것이 생활의 일부가 되면 그것이야말로 엑스사이즈 워킹에 가까워지는 일이라고 할 수 있다.

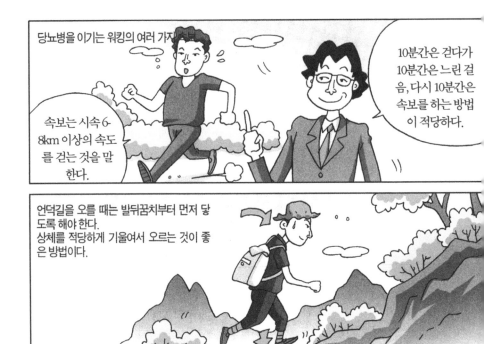

8) 걷기의 다양한 방법

걷는 운동에도 발끝으로 걷기, 직선으로 걷기, 교차식 걷기, 변형 걷기와 같은 방법으로 걸으면서도 얼마든지 지치지 않고 재미를 붙일수 있다. 당뇨병 환자는 무조건 걸을 것이 아니라 걸으면서도 차츰 거리를 늘려 멀리 가는 방법이라든가, 일정한 거리를 두고 시간을 단축해 보는 연구도 곁들여서 걸음이 즐거울 수 있도록 해야 한다.

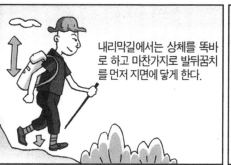

내리막길에서는 상체를 똑바로 하고 마찬가지로 발뒤꿈치를 먼저 지면에 닿게 한다.

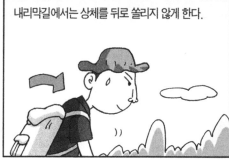

내리막길에서는 상체를 뒤로 쏠리지 않게 한다.

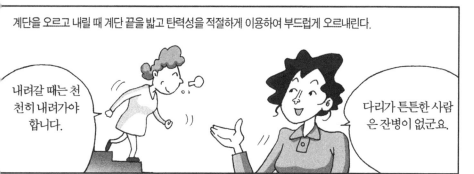

계단을 오르고 내릴 때 계단 끝을 밟고 탄력성을 적절하게 이용하여 부드럽게 오르내린다.

내려갈 때는 천천히 내려가야 합니다.

다리가 튼튼한 사람은 잔병이 없군요.

(1) 속 보

적극적인 운동 방법 중의 하나인 속보는 시속 6~8km 이상의 속도로 걷는 것을 말한다. 이것은 급하게 걸어 다닐 때의 다리 속도인데 이렇게 본다면 일상생활 속에서 우리들의 보행은 항상 빠른 걸음이 된다. 이것을 평상시의 운동을 위한 속보로 바꾸면 좋다. 지속적으로 이렇게 하기에는 힘들므로 10분간은 걷다가 10분간은 느린 걸음으로 하고 다시 10분간을 속보를 하는 방법이 적당하다.

◈ 속보하는 방식

대개 사람들은 5분이나 10분 정도 바쁜 걸음을 할 수가 있는데 매일 10분간의 속보가 좋다. 가능하면 1주일에 30분에서 1시간 정도 속보를 해본다. 걷는 속도가 빨라지면 보행의 효과는 2배로 늘어난다.

속도를 올리기 위해서는 팔 흔들기가 무엇보다 중요한데 팔을 편 상태에서 흔드는 방법과 구부려서 흔드는 방법의 두 가지가 있다. 속도를 올리기 위해서는 팔을 구부린 상태가 좋다.

◈ 속보하는 순서

1. 걷기 전 가벼운 체조와 스트레칭으로 몸을 풀어준다.

2. 천천히 걷기 시작한다.

3. 걸으면서 차츰 페이스를 올린다. 이때 심박 수를 측정한다.

심박 수가 목표의 수치보다 내려가면 더욱 페이스를 올리도록 한다.

심박 수가 목표의 수치보다 올라가면 반대로 페이스를 내리도록 한다.

4. 다시 걷기를 시작한다.

자신의 페이스를 파악했으면 목표까지 계속한다.

걷기가 끝날 무렵 서서히 페이스를 떨어뜨려 심박 수를 회복시킨다. 갑자기 멈추게 되면 신체의 큰 스트레스가 되므로 주의한다.

5. 종료 후, 가벼운 스트레칭과 체조를 한다.

특히 당뇨병 환자는 혈당을 떨어뜨릴 수 있기 때문에 일정한 시간에 일정한 거리를 걷는 것이 제일 바람직하다. 매일 식후 30분 이후에 속보로 걷되 하루 중에서도 오전과 오후 2번 걷는 것이 좋다.

걷는 것도 어슬렁어슬렁 걷는 것이 아니라 약간 빠른 걸음으로 걷는 것이 운동이 된다. 걷기 운동은 1회 20분, 1분간에 80미터, 1분간에 120보 정도를 걸어야 하고 운동이 끝날 즈음에는 몸에 땀이 살짝 배어 있어야 적당하다.

(2) 습관 변형

걷는 것을 습관화하여 운동으로 바꾸어 본다. 어슬렁거리면서 걷는 것은 가장 느긋하고 편안한 걸음걸이라고 할 수가 있다. 이처럼 어슬렁거리면서 걷는 것도 오랫동안 돌아다닌다고 하면 그 효과는 무시할 수 없다. 이때의 걸음걸이를 발뒤꿈치에서 발끝으로의 회전 보행과 보폭을 넓혀서 걷는 법 등을 이용하여 걸어 보면 좋다. 그렇게 하면 빨리 걷게 되어 일상의 보행을 시원하게 바꿀 수가 있게 되는데 팔 흔드는 동작을 크게 하면 더 좋다.

어슬렁어슬렁 걷던 것을 적극적인 보행 방법으로 바꾸어 포장 안된 도로, 시골길, 공원길, 숲길과 같은 곳을 다녀본다. 산길을 오르든지 계단을 오르든지 간에 경사진 비탈길을 오르는 일은 가장 심한 보행 운동이라고 할 수 있다. 이 비탈길을 오르는 것은 심장을 강하게 하는데 오르막이 가장 낮은 곳에서 가장 높은 곳까지 10분간 계속적으로 오르는 비탈길이 있으면 좋다. 더구나 언덕 혹은 산 같은 곳은 더 효과적이다.

◈ 언덕길을 적절하게 걷는 요령

언덕길을 오를 때는 발뒤꿈치부터 먼저 닿도록 한다. 언덕길과 계단을 오를 때 장딴지와 무릎을 다치는 사람이 이외로 많다. 이러한 사람들은 발끝만 사용하고 발뒤꿈치를 붙이지 않고 걷는 경향이 있다. 언덕길을 오를 때는 먼저 발뒤꿈치부터 닿도록 하여야만 한다.

이 언덕길을 다리로만 오르는 것은 결코 좋은 걸음걸이라 할 수가 없다. 발바닥만으로 신체의 균형을 유지하려고 하기 때문에 피로도 빨리 온다. 언덕을 오를 때는 상체를 적당하게 기울려 오르는 것이 좋은 방법이다.

내리막길에서 상체를 똑바로 한다. 이 내리막길에서는 상체를 뒤로 쏠리지 않고 똑바로 상체를 세우고 걸어야 한다. 내리막길에서도 오르막길과 마찬가지로 발뒤꿈치를 먼저 지면에 닿게 한다.

◈ 계단을 이용할 때의 요령

계단을 이용하려고 마음을 먹었다면 단순하게 오르내리기만 하는 것이 아니라 발목과 무릎에 탄력성을 기르는 효과를 목적으로 이 계단을 적절하게 이용할 수 있도록 해야 한다.

예를 들어 한 계단씩 달리면서 올라간다거나 계단 끝을 밟고 발끝으로만 올라간다거나 두 계단씩 올라가는 등의 연구를 해보는 것도 좋다.

반면에 계단을 내려갈 때는 천천히 내려간다. 천천히 내려갈수록 그만큼 다리의 근육은 단련된다. 여유가 있으면 두 계단씩 내려가려는 등의 여러 가지 연구를 해보는 것도 좋다.

계단을 내려갈 때의 요령은 될 수 있는 한 허리, 무릎, 발목의 탄력성을 적절하게 이용할 수 있도록 한발 끝을 사용하여 부드럽게 다리를 옮긴다.

다리를 단련하여 좋은 점을 열거해보면 운동 부족 해소, 노화방지, 장수, 뇌 활동 촉진, 다리 ? 허리 강화, 혈압 저하, 심장병 방지, 요통 방지, 당뇨병 치료, 비만 방지, 혈액 순환 원활, 호흡 조절 등을 들 수 있다.

당뇨병에 좋은 걷기의 주의할 점

- 굽이 높은 신발보다는 러닝슈즈와 같이 발바닥이 탄력 있고, 부드러우며, 끈으로 묶는 신발을 신도록 한다.
- 차를 타는 것보다 걷는 시간을 더 중요시한다.
- 걷는 시간이 충분하지를 못할 경우 나누어서 걷는다.
- 점심시간을 적절하게 이용하는데 만약 60분의 휴식이 있다면 20~30분 걷고 난 후에 식사를 한다.
- 1주일에 적어도 3일은 20분 정도의 빠른 걸음으로 걷도록 한다.
- 배가 부른 만복 시보다는 배가 꺼진 공복 시에 걷는 습관을 들인다. 식후에 걸을 때는 1시간 30분가량 지난 후에 걷는다.
- 만보계를 허리에 차고 하루 1만보를 목표로 걷는다. 걷다가 도중에 멈추어서 맥박을 재는 습관을 들인다. 10초간을 재어서 6을 곱하면 1분간의 맥박 수를 알 수가 있다. 이 수치를 수첩에 메모하다보면 차츰 맥박 수가 줄어드는 것을 알 수가 있는데 이것은 심장이 강해진다는 증거이다.
- 걷는 습관을 몸에 익히게 되면 영양 균형에 주의한다.
- 개를 산책에 데리고 나가는 것과 보행 프로그램을 실시하는 것은 별개의 문제이다. 개의 페이스에 따라 걷다보면 중요한 걷기 페이스가 흐트러지기 때문이다.

당뇨병의 한방 치료

당뇨병의 한방

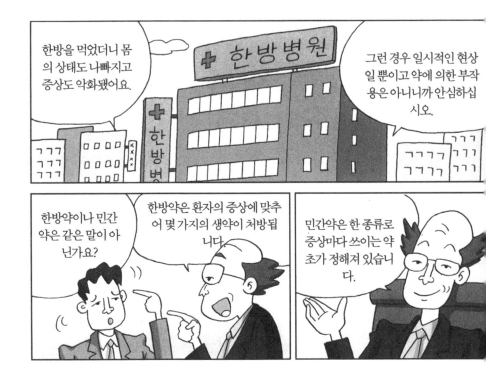

1) 당뇨병의 생약과 양약

한방약이나 민간약은 흔히 약초를 이용한 것이다. 그러나 실제로는 약이 되는 풀은 아니고 그런 종류의 풀이나 나무의 일부분을 달여서 복용할 수 있도록 한 것인데 이것은 미리 물로 깨끗이 씻어 햇볕에 말리거나 코르크층을 벗겨 쪄낸 것이다.

서양 의학에서는 우선 원인을 밝혀낸 뒤 그로 말미암아 나타난 것을 증세라고 한다. 예를 들어 폐결핵증이면 폐결핵균이 원인이라고 본다. 또 급성 신장염이면 용연균 독소로 인해 알레르기 기인 항체

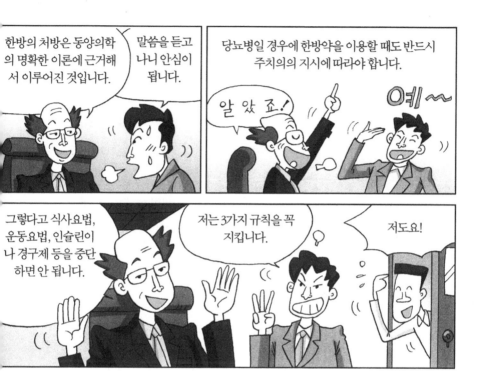

가 생겨나서 병이 발병한다고 말한다. 즉 폐결핵증이라 하면 그 치료법도 모두 동일하게 일률적으로 결핵균의 번식을 제한하는 화학 요법제를 사용하는 것이다.

화학 요법제, 항생 물질, 진정제, 부신피질 호르몬제 등 강한 신약이 잇달아 등장함에 따라 암 이외의 질병은 자취를 감추는 것이 아닌가 하고 여겨지던 시기도 있었다. 그러나 이러한 신약들은 약효가 강하면 강할수록 여러 가지 폐단을 발생시켰다. 특히 화학 요법제나 항생 물질에는 이외의 부작용으로 인해 구역질이나 약진(藥疹), 간장과 같은 기타 장기의 기능 저하, 조직의 이상화를 유발시켰다.

약에만 의존할 경우 자가 면역력이 상대적으로 점차 쇠퇴하게 된다. 이에 따라 병원균이 내성을 지니게 되어 약효를 잃어가게 되는 것이다. 진정제 등은 일시적으로 신경을 억제하여 통증이나 우울함을 잠시 잊어버리거나 혈압을 낮추기는 하지만, 병의 상태 그 자체를 고치는 것은 아니므로 오히려 습관성이 된다. 이를 경험한 사람 혹은 이를 염려한 사람들은 대부분 한방 또는 생약에 의존하게 된다. 생약은 생체의 생리 작용을 회복시키는 방향으로 작용하여 그 자연 치유력을 보여주는데, 증세에 대한 효과의 면으로 보아서는 부진한 듯하나 그만큼 부작용이란 거의 없다.

한방에서는 예를 들어 원인이 분명한 질병을 한가지의 원인으로만 다스리지 않는다. 질병에 따라오는 증세를 어떤 유인에 따라 일방적으로 생긴 것으로 보는 것이 아니라, 원인과 생체 간에 어떤 일정한 작용이 이루어져 그 결과로 인해 발생하는 것이라고 본다. 결론적으로 어떤 증세의 발현에는 그 사람의 체질이 반, 혹은 그 이상 연관되어 있는 것으로 보는 것이다. 특히 한방에서의 '증' 에 대응시켜 생약을 처방하기 때문에 '증' 이 잘못되지 않는 한 약의 피해 따위는 일어나지 않는다.

한방약을 복용하는데 있어서 알아두어야 할 점이 몇 가지 있다.

첫째, 한방약을 먹기 시작한 후에도 얼마간 몸의 상태가 오히려 나빠지고 증상이 악화하는 경우가 있다. 이것은 일시적인 현상으로 약에 의한 부작용은 아니다.

둘째, 민간약과의 차이이다. 한방약과 민간약을 가끔 혼동하여 생각하는 수가 있는데 소위 건강식품에는 민간약이 많기 때문에 한방도 그것의 한 종류라고 간주되는 경우가 있는 듯하다. 한방약과 민간약의 가장 큰 차이를 보면 한방약에서는 환자의 증상에 맞추어 몇 가지의 생약이 처방되어 지지만 민간약은 한 종류로 증상마다 쓰이는 약초가 정해져 있다. 한방의 처방은 동양 의학의 명확한 이론에 근거해서 이루어진 것이다.

셋째, 당뇨병일 경우에 한방약을 이용할 때도 반드시 주치의의 지시에 따라야 한다. 그렇다고 식사 요법, 운동 요법, 혹은 인슐린이나 경구제 등의 약물 요법을 절대 중단해서는 안 된다.

2) 체질과 분류

 한방에서의 치료방법은 음과 양, 허와 실, 혹은 한과 열로 체질을 분류하는 것이다.

 '음'과 '양'에 대해서 말하자면 노인 여성의 경우 야윈 형이 '음'이고 건강한 상태의 아기가 '양'이다. '허'와 '실'에서는 '실증'은 근육질이고 '허증'은 마른 형이다. 마찬가지로 뚱뚱해도 단단하게 살이 찐 사람은 실증이고, 무르게 살이 찐 사람은 허증이다. 다른 관점에서 보자면 음양은 '시간적 경과'이고 허실은 '어느 시점'에 따라서 증상을 나누게 된다.

 '한'과 '열'은 반드시 체온의 상승과 저하를 뜻하지는 않는다. '열'은 자각적으로 열감을 호소하고 타각적으로 안색이 붉은 기를 띠고 발한 경향에 있다. 발열이 있고 뜨거우나 오한이 들고 안색이 창백하면 '한'으로서 치료를 해야 할 필요가 있다. 또한 음양 ? 허실 ? 한열에 덧붙여서 '기 ? 혈 ? 수'설(說)과도 같이 고려하며 치료에 이용하면 편리하다.

(1) 기
 '기'는 기, 혈, 수 중 가장 중요한 개념으로 인체에 기가 순환되지 않으면 사망했다고 본다. 과거 과학적인 의료장비가 없던 시절은 사망 여부를 대상자의 코끝에 숨을 갖다 대고 그것이 움직이는지 아닌

지에 따라 판단을 내렸다. 이는 인체에 기가 순환하지 않게 되면 죽었다고 보는 것이다. '기'는 '혈'이나 '수'와 같이 형태를 볼 수 없어서 두뇌 속에서의 개념이라고 치부되기 쉽다. 그렇다고 해서 '기'라는 것이 진부하다고 생각하는 것은 잘못된 것이다. 그 자체를 그 자체답게 만드는 것이 바로 '기'인 것이다.

(2) 혈

'혈'은 '기'와 달리 눈으로 볼 수 있다. 한곳에 머물러 있는 피를 어혈이라고 부른다. 울혈이나 당뇨병의 합병증에 많이 볼 수 있는 세소혈관장애 등이 어혈의 원인이 된다.

(3) 수

'수'란 혈액 이외의 체액을 가리킨다. 체액 분포, 대사, 분비 등의 이상이 '수독'이다. 진수음, 복부뇌명, 설사, 구토, 변비, 빈뇨, 다뇨, 다한, 무한, 천명 등은 모두 수독의 증상들이다. 구건은 '혈'의 고임에 의한 것이고 구갈은 '수'의 증이 있다고 진단할 수 있다.
한방에서는 보고 하는 것을 신이라고 하고, 듣고 하는 것을 성이라고 하고, 물어서 하는 것을 공이라고 하고, 맥을 짚고 하는 것을 교라고 한다.
한방적 진료의 수단은 망, 문, 문, 절의 4진에 의하는데 문진은 환자의 소리 상태, 기침, 딸꾹질, 트림, 복부의 치명 등을 들음과 동시에 코로 냄새를 맡는 것을 포함하고, 문진은 현재 의학과 같으며, 절진은 맥이라든가 복부를 만져 보는 방법이다.

당뇨병의 소갈증과 치료

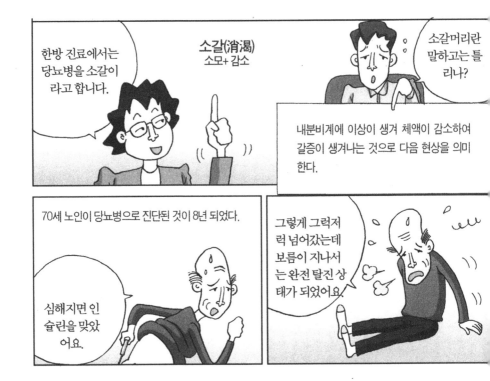

1) 소갈증이란

중국의 황제내경 소문 「음양별론편」에 '이양결위지소' 라는 글을 보면 이양이란, 한방의 기혈 통로인 12경락 중에 '수 양명 대장경' 과 '족 양명 위경' 의 두 경을 의미한다. 이 중에 수 양명 대장경은 진액을 주관하고 족 양명 위경은 혈액을 주관하는데 두 '경' 의 진액과 혈액이 부족하면 조와 열이 성한다고 한다. 이렇게 되면 갈증이 생기는데 이를 소갈이라고 한다는 것이다. 이 소갈이 한방에서 칭하는 당뇨병이다.

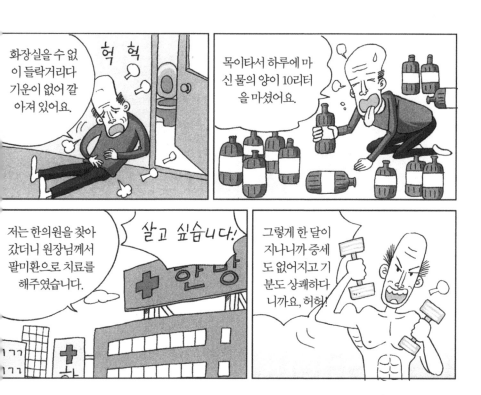

　소갈의 ‘소’ 는 소모라는 의미이고 ‘갈’ 은 감소된다는 뜻이다. 결론적으로 소갈이란 내분비계에 이상이 생겨 체액이 감소하여 갈증이 생겨나는 것으로 다음 현상을 의미하는 것이다. 이는 상소, 중소, 하소의 세 개의 계층으로 구분되고 있으나 이것을 모두 통틀어서는 중소라 한다.

　상소는 식이성 당뇨라고 해서 음식을 많이 취하는 것으로서 흉선 내부 이상에서 초래된 당뇨와 비슷한데 신경성 갈증도 여기에 포함된다. 중소는 인슐린 부족으로 생기는 것으로 서양 의학에서 말하는 당뇨병 증세와 같다. 하소는 부신피질 호르몬의 분비 이상에서 생기는 여러 가지 노쇠 현상과 쇠약증이며 요산요중과도 관련이 있다.

조사에서 보면 요산성 관절염은 미식을 즐기는 식습관을 가진 사람들에게 많이 나타나고 있다. 알렉산더 대왕, 찰스 대왕, 헨리 18세, 루이 14는 물론 뉴턴, 괴테, 프랭클린에 이르기까지 유명한 사람들이 이것에 시달린 것에서 유래하여 우스갯소리로 제왕병이라 하기도 하고 사치스러운 사람들이나 돈 많은 부자들에게서 나타나는 증상이라 하여 '부자병' 이라고도 한다.

이것은 즉, 단백질을 지나치게 섭취하여 신진 대사 장애를 일으킴으로써 혈액 중에 요산이 생기는 것으로 심해지면 당뇨성 신염을 앓게 된다. 한방에서는 통풍의 본태인 단백질대사에 중점을 두어 간과 콩팥을 조절한다. 인체에 있어서 상초는 가슴 윗부분을, 중초는 배꼽 위 배 전체 부위를, 하초는 방광이라 할 수 있는 신장 이하의 아래를 말한다.

소갈은 서양 의학에서 말하는 당뇨병을 의미할 수 있으나 한방 의학에서는 엄격하게 볼 때 당뇨병이 곧 소갈이라고 하기에는 어렵다. 이것은 서양 의학에서 말하는 인슐린 이상보다 좀 더 광범위한 증세를 나타내기 때문이다.

2) 소갈증과 치료

한방에서의 소갈증은 당뇨병같이 목이 쉽게 말라 물을 자주 먹는 증세이다. 이렇게 되면 기력이 자연히 약해지는데 다음의 재료들은 이러한 증상에 좋은 한방 약재다.

● 녹용환

맥문동80g   육종용28g 녹용28g   산수유 28g 숙지황 28g   파고지 28g   황기 28g
인삼각 28g   오미자 28g

재료의 효능

이 약을 가루로 만들어 벌꿀과 함께 크기가 오동나무 열매만 한 것을 하루 50알정도 복용한다. 신허의 소갈병에 주로 많이 이용되고 주로 정력 강장제라고 쓰인다.

녹용 육종용, 오미자는 음양쌍보약이고 인삼, 황기는 보기보혈약이다. 산수유, 현삼도는 자양강장제에 속한다. 이런 약제들이 융합되어 해열, 이뇨, 청열 효능을 나타낸다. 중년 이후의 당뇨병 환자에게 주로 이용된다.

● 인삼백호탕

석고 20g   인삼 4g 경미 20g   감초 2.8g 지모 8g

재료의 효능

인삼백호탕은 가미한 처방으로 원래 백호탕은 청열제이다. 그러나 청열사화라고 하여 열을 내리고 화를 사한다라고 하는데 효험이 있다. 석고와 지모를 중심으로 위를 보호하기 위해서 경미와 감초를 배합시켰다. 지모, 경미, 감초를 합하면 효과가 크다. 그래서 구갈, 다음, 발한의 증상이 있을 때 투약될 뿐만 아니라 여기에는 혈당강하 작용이 들어 있어서 당뇨 치료에도 효과적이다. 특히 인삼은 염증을 수반한 감염증이나 기혈의 상태가 쇠약할 때 투여하게 되어 있다. 소아 당뇨나 노인 당뇨에 효과가 있다.

● 청심연자음

연 자 8g   차전자 2.8g   황 기 4g   맥문동 2.8g   적복령 4g   지골피 2.8g   황 금 2.8g   감 초 2.8g

재료의 효능

일종의 기운을 주는데 보재라고 할 수가 있다. 보기건비를 여기서 주제로 하고, 생진, 이수, 안신, 청혈을 합작시킨 약제다. 여기서 인삼, 맥문동, 연자, 감초는 생진의 역할을 하며, 복령은 채액을 다스려 준다. 또 복령, 차전자, 황기는 요를 희석하고 고삼투압의 자극을 억제해 준다. 기음양허라고 생각될 때에도 사용이 가능하다. 이를 동의보감에 있어서는 상소를 취한다라고 되어 있다.

● 가감삼황탕(加減三黃湯)

황연 6g   대황 6g 황금 6g

재료의 효능

삼황사심탕, 혹은 가감삼황탕이라고 부르기도 한다. 황연과 소염은 건위제라고 할 수 있다. 하혈, 식욕부진, 설사에 효과가 있다. 청혈사화와 사로 되어 있는 이 처방은 모두 위장의 치료와 관계가 있다. 특히 변비가 있을 때 많이 사용하며 삼황탕은 주로 상초, 중초에 작용한다. 청열제이므로 기허가 있으면 보중익기탕, 혈허 ? 음허가 있으면 사물탕, 육미지황탕, 맥문동탕을 병합하여 사용하는 경우가 많다.

3) 한방에서의 당뇨병 치료

● 당뇨병에 아주 좋은 효과가 있는 활혈윤조생진음

천문동4g 당귀 4g 맥문동 4g 숙지황 4g 오미자4g 천화분4g 과루인4g 감 초4g 마자인4g

재료의 효능

하소의 당뇨병으로 신장 기능 장애로 인해 단백뇨가 나오거나 심한 정력 감퇴가 있을 때 처방한다. 특히, 빈혈기가 있는 당뇨병에 아주 좋은 효과를 보이며 구갈을 없애고 다음을 예방한다.

● 당뇨병 환자의 경우로 구갈이나 가슴앓이에 좋은 생진탕

팔미환을 쓰고 싶으나 위장이 약하여 쓰지 못하는 환자의 경우로 구갈이나 가슴앓이, 트림이 있는 경우 또는 혈색이 나쁘고 깨끗하지 못하며 고조한 당뇨병에 쓰인다. 처방 중 지황은 호르몬 대사에 관여하고, 지모와 인삼은 췌장에 관여하고 혈당에 강한 작용을 한다.

● 당뇨로 전신이 쇠약해져서 식욕을 좋게 하는 십전대보탕가난초

인 삼4g 백복령4g 자감초4g 가자약4g 청 궁4g 황 기4g 육 계4g 난 초6g백 출4g 생강3쪽 숙지황4g 대조 2알 당귀4g

재료의 효능

전신이 쇠약해져서 식욕이 없고, 맥이나 배도 탄력이 없는 당뇨병에 쓰인다. 처방 중의 인삼은 혈당의 강하 작용이 있으며 지황은 호르몬 대사에 관여하고, 난초는 당질 대사에 효력이 있다.

● 당뇨병에 보편적으로 많이 사용되는 약 팔미환

인삼 5g   숙지황 5g   감초 5g   당귀 5g   천궁 5g   백봉령 5g   백출 5g   가자약 5g

재료의 효능

사군자탕 약재인 인삼, 백출, 백복령, 감초는 기를 보하고 사물탕 약재인 당귀, 자약, 천궁, 숙지황은 혈을 보한다. 음향기혈은 서로 밀접한 관계를 가지는데 피가 많이 부족하면 음허가 되고, 음허가 되면 내열이 생겨서 가슴이 답답해지면 갈증이 나타난다.

피가 모자랄 때는 기(氣)도 함께 부족하게 되는데 이 기와 허가 함께 허해지면 영과 위가 조화를 이루지 못하게 됨으로써 오한이나 열이 날 때도 있다. 이런 때 이 처방을 사용하면 기와 혈을 함께 보하여 음양의 균형을 바로 잡는다.

당뇨병에 보편적으로 많이 사용되는 약방이다. 구갈, 다뇨, 피로, 권태감 등이 나타나는 경우에 주로 쓰인다. 복용을 해보면 제하(臍下)의 단전(丹田)에 힘이 없는 제하불인의 경우와 반대로 제하구급이라고 하는 두 가지 복중(腹中)을 나타낸다. 이 약제에는 신진 대사나 호르몬 대사의 불균형을 조절하는 생약이 8종류로 이루어져 있는데 옛날 중국의 한나라 무제의 당뇨병을 치료하였다 하여 오늘날에도 많이 사용되고 있는 방이다. 위장이 약한 사람에게도 사용할 수 있으며 당뇨병에 주로 사용된다.

당뇨병의 민간요법
효과와 사례

당뇨병과 민간요법

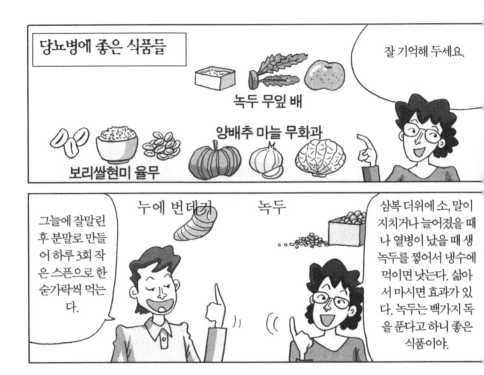

당뇨병은 혈액 속에 함유되어 있는 당분이 증가하여 근육이나 간장 내의 글리코겐을 저장시키는 역할을 하는 췌장 내에 호르몬 분비물 즉, 인슐린이 부족해지는 현상이다. 앞 장에서 설명된 바와 같이 당뇨병의 발병 후 인체는 소변량이 많아지고, 혈액 속에 당질이 증가하면서 췌장의 호르몬이 파괴된다. 이 때문에 당질이 혈액 내에 쌓이게 되면 입안이 마르거나 또는 당분을 찾게 된다.

열량이 높은 음식물이 증세의 주요인이며 간장병, 동맥경화, 매독 등이 원인이 되는 수가 많다. 이로 인하여 환자들 중에는 살찐 사람이 많으며, 살이 계속해서 찌게 되면 열이 생기는 동시에 열 발산이

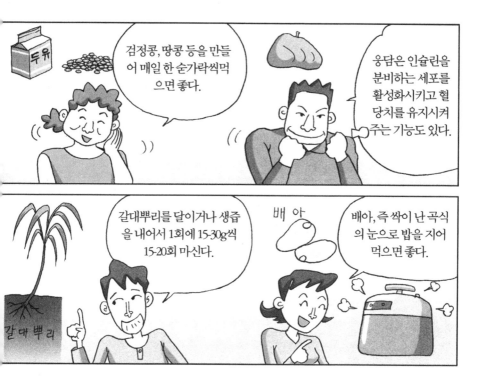

어렵게 된다. 이것이 한방에서 말하는 소갈이다. 곧 갈증이 생기는 것으로 심하게 되면 신경통, 백내장을 일으켜 혼수상태 또는 신체의 리듬을 잃게 된다.

민간요법은 조상들이 살아오면서 행해온 체험의 기록이므로 경험 의학이라고 할 수 있다. 인간인 우리가 자연인이듯이 자연물이 우리 의 생명을 구한다는 것은 어쩌면 당연한 일인지도 모른다. 여기에 효과를 보는 것은 당뇨병도 예외가 아니다. 당뇨병에 좋은 식품으로 는 보리쌀, 현미, 율무쌀, 녹두, 무 잎, 배, 두릅, 껍질, 호박, 솔잎, 무 화과, 연잎, 마늘, 난초, 양배추, 나팔꽃 등이 있다.

인슐린만으로 치료하지 못하는 경우, 몸을 보호하고 병의 진행을 예방하기 위하여 자연 요법은 많은 도움을 가지고 올 것이다. 오늘날 의학이 우리에게 극심한 피해를 주는 시점에서 민간요법은 되짚어 볼 필요성이 있다. 그러나 무리한 민간요법에만 의지하는 것은 당뇨병에 악영향을 가지고 올 수 있으므로 의사와 상담을 거쳐 치료를 병행하며 진행하는 것이 효과적이다.

민간요법에 따른 좋은 음식

1)당뇨의 갈증을 줄여주는 누에똥

누에똥은 건조된 잎을 불에 볶아 노랗게 되면 가루로 만들어 하루 3
번, 한 번씩 먹을 때마다 4~8g을 식후에 먹는다. 이 약은 맛이 달고
약간 매운 듯 한데 약성(藥性)은 따뜻하다. 성분에는 비타민A나 비
타민B 등이 증명되었으며 운동 신경 마비로 허리와 무릎 통증의 저
림에 자주 쓰인다. 복통, 구토, 설사 등에도 쓰이는데 타박상의 경우
이것을 식초에 개어 환부에 붙이면 혈액 순환을 좋게 하면서 치료도
한다. 민간에서는 이 약을 당뇨병에 사용하여 갈증을 줄이고, 기운
이 나게 하며 활동량을 높여준다. 이런 효능을 실험해 보았을 때에
는 혈당치와 소변 속의 혈당치를 감소시키는 것으로 나타난다.

2) 당뇨의 대표적인 치료약 누에 번데기

시중에 나와 있는 누에 번데기는 이미 당뇨병 치료약의 대표적인
것으로 널리 알려져 있다. 이 번데기를 그늘에 말린 후 분말로 만들
어 하루 3회, 작은 스푼으로 한 숟가락씩 먹는다. 또 번데기 7.5g에
물 두 되를 붓고 절반으로 줄어들 때까지 달여서 수시로 마신다.

3) 당뇨의 인슐린을 증가시키는 닭의장풀과 참댓잎

이 두 가지 풀을 한 번에 각각 20g씩 넣은 뒤 물을 붓고 1시간 동안
달여 그 물을 공복에 마신다. 또는 닭의장풀을 생즙 내어 여기에 참

댓잎 10g을 넣고 달여 복용하기도 한다. 이와 같이 하루 3회 지속적으로 복용하면 당뇨에 효과가 좋다.

닭의장풀은 달개비라고도 하는데 우리나라 각지의 습지에서 많이 자란다. 한방에서 이 약을 주제로 하여 다른 것을 배합시켜 당뇨병 환자에게 먹여본 바 좋은 반응을 얻었다. 이것만으로 완치는 되지 않지만 소변 속의 혈당이 감소되거나 혈액 반응이 우수해진다고 하는 것은 임상적으로 확실히 밝혀진 바 있다. 이밖에도 이것이 이뇨 작용과 해열 작용에 좋다.

참댓잎은 한약의 하나로서 맛이 달다. 당뇨병 환자 가운데에서 번열증이 있고, 찬물을 많이 찾으며, 비교적 소변 량이 적고, 색이 붉은 환자에게서 좋은 효과를 볼 수 있다.

문헌에 보면 생진액은 췌장 안에서 인슐린 분비를 증가시켜 혈당치나 소변 속의 당 성분을 감소시킴으로써 체력을 건강하게 만든다. 특히 번열과 번조, 구갈이 심하며 혈압이 올라가고 소변의 양이 적을 때 효과가 있다. 또한 해열이나 혈압 강하 작용과 더불어 정신 안정에도 도움을 주는 약재이다.

4) 하눌타리 뿌리와 칡뿌리

민가나 밭둑에 야생하는 하눌타리 뿌리와 칡뿌리를 같은 용량으로 만들어 1회에 8g씩, 하루 3회 장기 복용하면 당뇨에 효과가 크다. 이 하눌타리 뿌리는 약명으로 '천화분' 이라고 하는데 약성으로는 당뇨병에 갈증을 멈추게 하고 기운을 소생시키는 작용을 한다.

특히 번열증을 일으키면서 갈증으로 인해 하룻밤에도 물을 한 말씩 먹기도 하지만, 몸은 나날이 수축해져서 쇠약해지는 증상에 좋은 효과를 얻을 수가 있다. 당뇨병이 아니더라도 입안이 마르고, 번열이 있으면서 갈증을 일으킬 때 긴요한 치료제가 된다.

칡뿌리는 번열 증상을 치료하고 갈증을 해소시켜 준다. 생즙을 내어서 마시면 알코올의 해독 작용은 물론 당뇨병도 잘 다스린다. 이런 효능은 소화 기능의 열을 내려주므로 자연스럽게 갈증을 풀어준다. 칡뿌리를 달인 물을 동물에 실험하였더니 처음 1~2시간에는 혈당이 올라갔으나 곧바로 내려갔다. 고혈당중에도 신속하게 내려가 정상 수치로 회복이 되었다. 그러나 알코올을 넣고 칡뿌리를 달였을 때에는 당 대사와는 무관하게 나타난다.

5)갈증을 멎게 하는 뽕나무 껍질

뽕나물 과에 속하는 갈잎으로 넓은 잎을 가진 키 큰 나무이다. 그 키는 무려 3~4m나 되고 잎은 엇갈리게 나며 끝은 뾰족한 달걀 모양이고 가는 톱니가 있다.

암수 한 그루로 4월에 잎과 엷은 황록색의 단성화가 이삭 모양으로 잎겨드랑이에 핀다. 그 열대는 '오디' 라고 하는데 검은 자주 빛으로 달콤하다. 잎은 뽕잎이라고 하여 누에의 먹이가 된다. 이 뽕의 성향은 차고, 맛은 달며, 독이 없는 것이 특징이다. 뽕나무는 껍질, 가지, 열매 중 무엇 하나 버릴 것 없이 약으로 사용된다. 이 뽕나무 껍질 7.5g을 노랗게 볶아 삶은 물을 차 마시듯 하면 갈증을 멎게 하고 당뇨에 효과가 있다.

6) 당뇨에 나빠진 눈을 좋게 하는 녹두

콩과에 속하는 한해살이의 재배풀이다. 녹두는 주로 밭에 심는데 모양은 흡사 팥과 같다. 잎은 한 꼭지에 세 개씩 나고 여름에는 노란 꽃이 핀다. 녹두는 성질이 차며 맛은 달다. 독은 전혀 없으며 백 가지 독을 푼다고 한다.

이 녹두는 소종하수, 해동지창, 강장에 좋다. 또 눈을 맑게 하고 마음을 평정시키며 계절적인 질병과 약 중독도 치료할 수가 있는 동시에 먹을거리로도 유익하고 약효로도 통용된다. 삼복더위에 소, 말 등의 가축들이 늘어지거나 열병이 났을 때 종종 생 녹두를 찧어서 냉수에 먹이면 낫는다. 녹두를 삶아서 마시면 당뇨에도 효과가 있다.

7) 당뇨에 좋은 두유

검정콩, 땅콩 등을 말려 가루로 만들어 매일 식후에 한 숟가락씩 먹으면 좋다. 또 콩을 살짝 익혀서 갈아 만들어진 두유를 마시면 좋다. 콩으로 만든 두유는 말할 것도 없고, 콩기름, 콩비지, 청국장 등 콩으로 만든 것이라면 무엇이든지 좋다. 시중에는 두유 음료가 나와 있다.

8) 당뇨병 환자의 보약 배아식

배아라고 하면 얼른 현미를 생각할 수 있다. 현미도 좋은 것이 사실이나 배아란 싹이 난 곡식의 눈을 뜻하는데 쌀 이외에 콩, 팥, 보리, 밀, 수수, 조, 율무 등의 싹을 틔워 이것으로 밥을 지어 먹으면 좋다. 이를 잡곡밥이라 하는데 당뇨병 환자에게는 두말할 것 없이 보약이다.

9) 당뇨의 갈증에 좋은 시금치

당뇨병으로 갈증이 심할 때 시금치 뿌리를 말린 것과 계내금(닭의 소화기 속에 있는 노랗고 얇은 막)을 깨끗이 씻어 약간 볶아 노랗게 된 분량을 똑같이 나눈 뒤 가루로 만들어 오래 복용하면 갈증과 당뇨에 효과가 있다.

10) 웅담

웅담이 당뇨에 효력이 좋다는 연구 결과가 있었다. 동물 실험에서 쥐에게 주사한 결과 '랑게르한스 섬'의 세포 기능이 활발해져서 인슐린의 합성이나 분비를 촉진시키게 되었다고 알려져 있다.

이에 대한 실험으로 당뇨병에 걸린 쥐에게 웅담을 주사하면 어떻게 되는지를 관찰해 보았다. 쥐의 당뇨병을 악화시키려면 '아로키산' 이라는 것을 투여하여 '랑게르한스 섬' 의 인슐린 분비 세포에 장애를 주면 되는데, 1주일 전부터 웅담을 0.2mg씩 매일 주사한 쥐에게는 이 '아로키산' 을 투여하여도 그 세포에 장애를 줄 수 없었다. 세포를 파괴하는 '아로키산' 을 투여하여도 웅담이 회복시키는 것이다. 다시 말해 웅담은 인슐린을 분비하는 세포를 활성화시킬 뿐만 아니라 혈당치를 유지시켜 주는 기능도 있다. 웅담의 간장에 있는 인슐린아제의 활성을 약화시키기 위하여 혈액 속에 인슐린이 장시간 머물면서 작용하는 것이다. 이는 부족한 인슐린을 보충해 주는데 당뇨병 환자의 혈당을 유지하는 양에 웅담을 사용해도 거의 부작용 없는 치료약으로 호평을 받는다. 근래에는 담석증의 치료에도 사용되고 있으나 담석증의 경우는 당뇨병의 경우보다 2~3배를 투여하고 있다.

당뇨병 상식

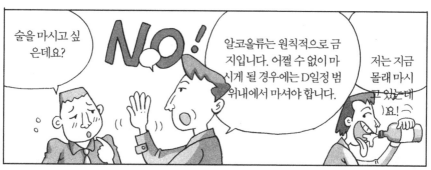

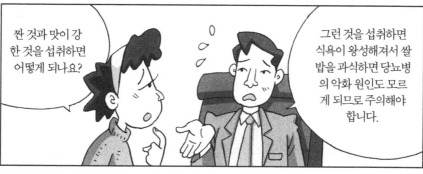

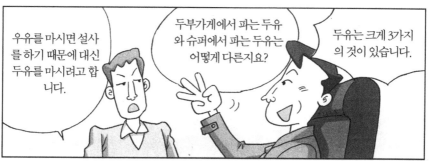

1. 두부가게의 두유는 미조정 두유이다. 대두 및 그 제품관에 실려 있기 때문에 하나의 부식으로
   섭취하도록 한다.
2. 슈퍼에서 팔고 있는 팩들이 두유 외에 백색두유는 조정두유로 우유에 비해 칼슘이 부족하다.
3. 두유 음료가 있는데 후르츠나 커피 등의 맛을 내서 당질을 첨가한 것인ㄷ데 주스와 마찬가지이므로
   피해야 한다.

담당 의사에게 간장의 기능이 저하되고 있기 때문에 단백질이 많은 식품을 섭취하도록 지시 받았다. 어떻게 하면 좋을까?

간장은 많은 역할을 하고 있다. 신체 외부에서 들어오는 독성이나 신체 내부에서 생긴 불순한 유해 성분을 해독하고 배설하는 역할을 한다.

또 소화에 빼놓을 수 없는 담즙산, 담즙 색소, 콜레스테롤, 그 외 신체 기능에 필요한 것을 만들어서 십이지장 등에 보내주는 역할도 한다.

뿐만 아니라 혈액 순환 작용이나 체온 조절, 신체의 신진 대사에 필요한 당질, 단백질, 지질, 조혈에 관계가 있는 철분 등을 저장하는 역할을 하는 등 우리들의 신체에 있어서 매우 중요한 작용을 해주는 장기이다.

간장병 식사의 기본은 간장을 보호하고 회복을 촉진하기 위해 고단백, 고열량, 고 비타민의 식사를 원칙으로 한다. 간장병에서 섭취를 금하는 것은 알코올이나 다량의 자극물을 제외하면 거의 없다.

당뇨병이 있는 사람이 간장병과 함께 합병증이 병발했을 경우에는 급성기를 제외하고 만성기에는 당뇨병을 중심으로 식이 요법을 실시한다. 당뇨병 식이 요법의 적정한 열량을 지키는 것은 간장병에 있어서 영양량을 결핍시키는 것이 아니라 균형 잡힌 영양을 취하는 의미에서 간장병의 식이 요법과 상반되는 것은 아니다. 간장병 중심의 고 열량식을 하게 되면 인슐린 수요가 늘어나서 당질 대사 장애 외에 단백질 지질 장애를 일으키게 된다.

하루의 총 열량 중에서 단백질을 중심으로 하고 나머지는 당질과 지질로 배분하는 방법을 취한다. 그 외 간장병에서는 소화 흡수가 나쁜 식품이나 강한 자극성이 있는 향신료 등은 피하고 조미도 약한 맛으로 하도록 유인한다.

나홀로 당뇨병
예방과 치료 길라잡이

초판 1쇄 인쇄　2020년 1월 15일
초판 1쇄 발행　2020년 1월 20일

편　저　대한건강증진치료연구회
발행인　김현호
발행처　법문북스(일문판)
공급처　법률미디어

주소　서울 구로구 경인로 54길4(구로동 636-62)
전화　02)2636-2911~2, **팩스** 02)2636-3012
홈페이지　www.lawb.co.kr

등록일자　1979년 8월 27일
등록번호　제5-22호

ISBN　978-89-7535-799-2 (03510)

정가　14,000원

이 도서의 국립중앙도서관 출판예정도서목록(CIP)은 서지정보유통지원시스템 홈페이지(http://seoji.nl.go.kr)와 국가
자료종합목록 구축시스템(http://kolis-net.nl.go.kr)에서 이용하실 수 있습니다. (CIP제어번호 : CIP2019053116)